JEC-2100-2008

電気学会　電気規格調査会標準規格

回転電気機械一般

緒　言

1. 改訂の経緯と要旨

　回転電気機械一般の規格は，IEC規格との整合性を考慮して，1960年にJEC-146として制定され，1976年に改訂された。1987年から1992年にかけて回転電気機械一般標準特別委員会においてこの規格の見直しが行われ，JEC-2100-1993（回転電気機械一般）として制定された。その後，IEC規格は基準巻線温度の改訂など多くの修正が行われ，JEC-2100-1993との不整合が生じた。このような状況から，「回転電気機械一般標準特別委員会」において2000年10月から本規格の改訂作業が開始された。慎重審議の結果，2008年1月に成案を得て，2008年3月27日に電気規格調査規格委員総会の承認を経て，本規格は，改訂されたものである。規格JEC-2100-1993は，IEC60034-1，IEC 60034-2，IEC 60034-5，IEC 60034-6，IEC 60034-8の中で，主として各機種に共通する事項を規格化したものであり，各機種固有の事項は，個別規格に譲っていた。今回の規格改訂も，この考え方によって行った。すなわち，この規格で定める事項は，IEC規格にある事項のうち，複数の機種に共通な事項を採用し，個別規格に入れるべき事項は削除している。また，規格の章の構成を，可能な限りIEC規格と一致させる方針とした。

　旧版（1993年版）からの主な改訂点，および改訂の方針は，次のとおりである。

(1)　1章「適用範囲」　　各種回転機の個別規格との関係（JEC-146-1976に記載）を追加した。

(2)　2章「用語の意味」　　IEC規格にある用語，複数の機種に共通な用語を採録し，特殊な機器の名称や個別規格に入るべき用語を削除した。冷却用語など，旧版では第3章以降に定義されていた用語を，本章にまとめた。電流脈動率は，IEC規格に準拠した定義とした。従来，日本国内では，この2倍の値が電流脈動率として使用されてきた。

(3)　3章「使用および定格」　　すべての図の記号を，IEC規格と合わせた。使用の種類として多段階一定負荷／速度使用（S10）を追加した。3.2節はIEC規格に合わせて表現と構成を変更した。同期調相機の定格表示をIEC規格と合わせて発電機ベースとし，IECのover-excited, under-excitedに対応する用語を強め励磁，弱め励磁の用語とした。

(4)　4章「運転条件」　　特定の機種に対して，従来+5℃としていた最低周囲温度を，IEC規格に合わせて0℃とした。また，文章を整理して原則のみを述べることとした。旧版の「電気的条件」は5章に移した。

(5)　5章「電気的条件」　　旧10章「電圧および周波数の変動による影響」と旧4.2節を新たに5章「電気的条件」とした。5.1節では標準電圧の引用規格をJEC-0222に変更した。5.2節は，IEC規格に合わせて構成を変更し，交流発電機の負荷電流の条件を高調波電流係数で定義した。5.3節では主要機能を箇条書きから表にまとめた。5.4節非接地システムで運転する三相交流機を新設した。

(6) 6章（旧5章）「外被構造による保護方式の分類」　IEC規格に合わせて，第1数字6を追加した。IPコードの第1数字と第2数字に対して，国内で従来から使用している慣用語を併記していたが，IEC規格に合わせて表中から省き，備考欄に主な使用例を示すことにした。**6.2.2**節の表現を変更した。屋外形回転機の用語を開放通路空気冷却屋外形回転機に変更した。**6.4**節(3)項の追加，**6.8**節，**6.9**節に説明文を加えた。

(7) 7章（旧6章）「冷却方式による分類」　廃棄時などに注意をうながすため，冷媒記号F（フロン）を復活させた。

(8) 8章（旧7章）「温度上昇」　温度上昇試験中の条件，温度上昇の測定方法をIEC規格に合わせて**8.3**節〜**8.6**節に移し，内容を変更した。基準巻線温度，温度上昇限度の数値と補正を，IEC 60034-1に合わせて改訂した。

空気間接冷却のみを取り上げ，水素間接冷却，直接冷却は同期機の規格に任せた。

耐熱クラスに関する規定は，IEC規格では130（B），155（F），180（H）のみとなった。しかし，日本国内の状況と合わせるため，耐熱クラス90（Y），105（A），120（E），200，220，250を残した。また，基準外運転条件に対する補正をIEC規格に合わせて改訂した。

(9) 9章（旧8章）「損失および効率」　抵抗値を算出する基準巻線温度を耐熱クラス130（B），180（H）については変更した。**9.6**節は，損失の定義が明確になるよう書き直した。旧版の直接負荷損(c)項など，機種特有の記述は削除した。

(10) 10章「その他の性能と試験」　章構成をIEC規格と一致させるために，旧9章の耐電圧試験と旧11章の機械的要求事項の一部をまとめた。**10.1**節にIEC規格に新設されたルーチン試験の節を加えた。ただし，IEC規格に規定された最少実施項目を網羅するルーチン試験の実施は，日本国内の事情に合わせて，製造者と注文者の協定によって決定することとした。**10.2**節の耐電圧試験には，IEC規格に合わせて，直流電圧での試験を追加した。**10.3**節には直流機および交流整流子機の過電流を追加した。また，**10.5**節において，水車発電機を過速度保護装置が働くまで試験する項目は，日本国内の事情に合わないので削除した。

(11) 11章「その他の要求事項」　旧版11章の回転方向の示し方と旧版12章の構造的要求事項をまとめた。**11.1**節には，同一直径の軸端を有する回転機の回転方向を追加した。**11.2**節には，接地端子の表示法，保護絶縁とSELV回路（安全特別低電圧：Safety Extra-Low Voltage）の記述を追加した。なお，IEC規格は，機器の接地導体の断面積を規定しているが，日本国内では電気設備技術基準（電気設備に関する技術基準を定める省令）などに従って施工されている実情を考慮して，採用しなかった。

(12) 12章「裕度」　適用区分の出力をIEC規格に合わせて変更した。裕度適用なしの保証値を注文者が要求するとき，明示することとした。

(13) 13章「電磁両立性（EMC）」　IEC規格に合わせて，電磁両立性の章を新設した。IEC 60034-1では，電磁両立性に関する規定が導入され，国際的には規格化される方向にある。しかし，日本国内の状況を勘案して，注文者から特に要求がある場合だけに適用される規定とした。

(14) 14章「表示事項」　許容過速度，通常のメンテナンスの範囲を超えて回転機が修理または更新された場合の銘板の取付けを追加した。

端子記号については，IEC 60034-8の変更に合わせて改訂し，端子記号の生成規則に関する附属書を設けた。

(15) 解説**8.** 安全規定に関する状況　安全に関する解説を新設した。IEC 60034-1では，他のIEC規格を参

照する形で安全を規定している。JEC規格の体系として安全に関する規格が未整備であり，日本国内での実施基準や判定基準が明確になっていないので，解説として加えた。

2. 関連規格

今回の改訂に当たり参照した主な規格は次のとおりである。

JIS C 0445-1999	文字数字の表記に関する一般則を含む機器の端子及び識別指定された電線端末の識別法
JIS C 60050-161-1997	EMCに関するIEV用語
JIS K 2220-2003	グリース
JEC-0222-2002	標準電圧
JEC-6147-1992	電気絶縁の耐熱クラスおよび耐熱性評価
IEC 60034-1 Ed.11.0-2004	Rotating electrical machines - Part 1 : Rating and performance
IEC 60034-2 Ed.3.0-1972	Rotating electrical machines - Part 2 : Methods for determining losses and efficiency of rotating electrical machinery from tests (excluding machines for traction vehicles)
IEC 60034-2 Amd1 Ed.3-1995	
IEC 60034-2 Amd2 Ed.3-1996	
IEC 60034-2A supplement Ed.1.0-1974	Measurement of losses by the calorimetric method
IEC 60034-5 Ed.4.0-2000	Rotating electrical machines - Part 5 : Degrees of protection provided by the integral design of rotating electrical machines (IP code) - Classification
IEC 60034-6 Ed.2.0-1991	Rotating electrical machines - Part 6 : Methods of cooling (IC Code)
IEC 60034-8 Ed.2.0-2002	Rotating electrical machines - Part 8 : Terminal markings and direction of rotation

3. 標準特別委員会

委員会名：回転電気機械一般標準特別委員会

委員長	澤　孝一郎	（慶應義塾大学）	委　員	田中　邦典	（電源開発）
幹　事	大湊　茂夫	（明電舎）	同	谷口　治人	（電力中央研究所）
同	高瀬　冬人	（摂南大学）	同	辻　英治	（日立製作所）
委　員	赤池　勝利	（東洋電機製造）	同	中原　茂樹	（日本電機工業会）
同	雨森　史郎	（東芝三菱電機産業システム）	同	濱　高廣	（ジャパンモータアンドジェネレータ）
同	出光　利明	（安川電機）	同	福田　俊和	（三菱電機）
同	大高　徹	（東芝）	同	松岡　孝一	（東芝トランスポートエンジニアリング）
同	木村　誠	（富士電機システムズ）	途中退任委員長	山村　昌	（日本学士院）
同	宮田　正久	（東京電力）	途中退任幹事	小田　荘一	（オフィス小田）
同	佐藤　啓二	（新日本製鐵）	途中退任委員	山中　豪俊	（電源開発）
同	炭谷　英夫	（東京工業大学）	同	笹木　憲司	（明電舎）
同	高橋　公雄	（関西電力）	同	豊田　宜暢	（安川モートル）

途中退任委員	村山　潔	（東京電力）		途中退任委員	石原　毅	（三菱電機）
同	沓名　英邦	（東京電力）		主な協力者	井上　俊雄	（電力中央研究所）
同	美濃　由明	（関西電力）		同	上原　俊治	（電源開発）
同	田島　康利	（電源開発）		同	木崎　雄一	（安川モートル）
同	上之薗　博	（電力中央研究所）				

4. 標準化委員会

委員会名：回転機標準化委員会

委員長	澤　孝一郎	（慶應義塾大学）		委　員	高橋　公雄	（関西電力）
幹　事	中原　茂樹	（日本電機工業会）		同	坪井　和男	（中部大学）
同	村岡　政義	（富士電機システムズ）		同	仁田　旦三	（東京大学）
委　員	雨森　史郎	（東芝三菱電機産業システム）		同	濱口　理彦	（神戸製鋼所）
同	猪狩　武尚	（学識経験者）		同	松枝　泰生	（三菱電機）
同	上之薗　博	（電力中央研究所）		同	松岡　孝一	（東芝トランスポートエンジニアリング）
同	大高　徹	（東　芝）		同	三木　一郎	（明治大学）
同	粥川　滋広	（日立製作所）		同	森田　郁朗	（徳島大学）
同	高崎　照夫	（東京電力）		同	森安　正司	（学識経験者）

5. 部　　会

部会名：電気機器部会

部会長	八坂　保弘	（日立製作所）		委　員	佐坂　秀俊	（東日本旅客鉄道）
幹　事	佐藤　信利	（明電舎）		同	澤　孝一郎	（慶應義塾大学）
委　員	青山　高庸	（日本AEパワーシステムズ）		同	白坂　行康	（日本AEパワーシステムズ）
同	泉　邦和	（電力中央研究所）		同	林　洋一	（青山学院大学）
同	稲葉　次紀	（中央大学）		同	星野　悟	（日本電機工業会）
同	大澤　藤夫	（電源開発）		同	松村　年郎	（名古屋大学）
同	上之薗　博	（電力中央研究所）		同	松本　康	（富士電機アドバンストテクノロジー）
同	河村　達雄	（東京大学）		同	村岡　隆	（日新電機）
同	北見　康二	（明電舎）		同	渡邉　政美	（三菱電機）
同	河本　康太郎	（千代田工販）		幹事補佐	江間　芳行	（明電舎）
同	小林　隆幸	（東京電力）		同	小林　昌三	（日立製作所）

6. 電気規格調査会

会　長	鈴木　俊男	（電力中央研究所）		理　事	小須田　徹夫	（明電舎）
副会長	松瀬　貢規	（明治大学）		同	神野　厚英	（ジェイ・パワーシステムズ）
同	松村　基史	（富士電機システムズ）		同	鈴木　良博	（日本ガイシ）
理　事	米沢　比呂志	（関西電力）		同	相澤　幸一	（経済産業省）
同	大木　義路	（早稲田大学）		同	加曽利　久夫	（日本電気計器検定所）
同	片瓜　伴夫	（東　芝）		同	八坂　保弘	（日立製作所）
同	近藤　良太郎	（日本電機工業会）		同	古谷　聡	（東京電力）

理　事	田生　宏禎	（電源開発）	2号委員	新畑　隆司	（日本電気計測器工業会）
同	海老塚　清	（三菱電機）	同	亀田　実	（日本電線工業会）
同	萩森　英一	（中央大学）	同	武内　徹二	（日本電球工業会）
同	渡邉　朝紀	（鉄道総合技術研究所）	3号委員	小田　哲治	（電気専門用語）
同	石井　勝	（学会研究経営担当副会長）	同	大崎　博之	（電磁両立性）
同	山極　時生	（学会研究経営理事）	同	多氣　昌生	（人体ばく露に関する電磁界の評価方法）
同	島田　敏男	（学会専務理事）	同	加曽利久夫	（電力量計）
2号委員	奥村　浩士	（広島工業大学）	同	中邑　達明	（計器用変成器）
同	小黒　龍一	（九州工業大学）	同	小屋敷辰次	（電力用通信）
同	斎藤　浩海	（東北大学）	同	小山　博史	（計測安全）
同	鈴木　勝行	（日本大学）	同	小見山耕司	（電磁計測）
同	湯本　雅恵	（武蔵工業大学）	同	黒沢　保広	（保護リレー装置）
同	大和田野芳郎	（産業技術総合研究所）	同	澤　孝一郎	（回転機）
同	鎌田　秀一	（国土交通省）	同	白坂　行康	（電力用変圧器）
同	大房　孝宏	（北海道電力）	同	松村　年郎	（開閉装置）
同	森下　和夫	（東北電力）	同	林　洋一	（パワーエレクトロニクス）
同	森　榮一	（北陸電力）	同	河本康太郎	（工業用電気加熱装置）
同	髙木　洋隆	（中部電力）	同	稲葉　次紀	（ヒューズ）
同	岩室　良	（中国電力）	同	村岡　隆	（電力用コンデンサ）
同	山地　幸司	（四国電力）	同	泉　邦和	（避雷器）
同	吉迫　徹	（九州電力）	同	田生　宏禎	（水　車）
同	鈴木　英昭	（日本原子力発電）	同	和田　俊朗	（海洋エネルギー変換器）
同	谷門　弘志	（新日本製鐵）	同	日髙　邦彦	（UHV 国際）
同	澤本　尚志	（東日本旅客鉄道）	同	横山　明彦	（標準電圧）
同	東濱　忠良	（東京地下鉄）	同	坂本　雄吉	（架空送電線路）
同	小山　茂	（松下電器産業）	同	尾崎　勇造	（絶縁協調）
同	青木　務	（日新電機）	同	高須　和彦	（がいし）
同	筒井　幸雄	（安川電機）	同	河村　達雄	（高電圧試験方法）
同	赤井　達	（横河電機）	同	小林　昭夫	（短絡電流）
同	福永　定夫	（ジェイ・パワーシステムズ）	同	岡　圭介	（活線作業用工具・設備）
同	三浦　功	（フジクラ）	同	大木　義路	（電気材料）
同	浅井　功	（日本電気協会）	同	神野　厚英	（電線・ケーブル）
同	井上　健	（日本電設工業）	同	久保　敏	（鉄道電気設備）

JEC-2100-2008

電気学会　電気規格調査会標準規格

回転電気機械一般

目　次

1. 適用範囲 ··· 11
   1.1 適用範囲 ··· 11
   1.2 各種回転機の個別規格との関係 ··· 11
2. 用語の意味（2.1～2.89） ··· 11
3. 使用および定格 ··· 17
   3.1 使用 ··· 17
   3.2 定格 ··· 23
4. 運転条件 ·· 25
   4.1 標高 ··· 25
   4.2 周囲温度および水冷媒温度 ·· 25
5. 電気的条件 ··· 25
   5.1 電圧 ··· 25
   5.2 電流および電圧の波形と対称性 ··· 26
   5.3 運転中の電圧および周波数変動 ··· 26
   5.4 非接地システムで運転する三相交流機 ······································· 28
6. 外被構造による保護方式の分類 ··· 28
   6.1 保護方式による分類 ·· 28
   6.2 表示記号 ··· 28
   6.3 保護の程度（第1数字記号） ··· 29
   6.4 保護の程度（第2数字記号） ··· 30
   6.5 表示 ··· 31
   6.6 試験に対する一般的要件 ··· 31
   6.7 適切な間隔 ··· 31
   6.8 第1数字記号に関する試験 ··· 32
   6.9 第2数字記号に関する試験 ··· 33
   6.10 開放通路空気冷却屋外形回転機に関する要求事項および試験 ····· 35
7. 冷却方式による分類 ·· 38
   7.1 冷却方式による分類 ·· 38

7.2	表示記号	38
7.3	冷媒通路方式を示す数字記号	40
7.4	冷媒に対する文字記号	41
7.5	冷媒の送り方に対する数字記号	42
7.6	一般に使用する表示記号	42

8. 温度上昇

8.1	回転機絶縁の耐熱クラス	46
8.2	基準冷媒	47
8.3	温度上昇試験の条件	47
8.4	回転機各部分の温度上昇	48
8.5	温度測定方法	48
8.6	巻線温度の決定	48
8.7	温度上昇試験の試験時間	51
8.8	使用S9の回転機の等価熱時定数の決定	51
8.9	軸受の温度測定方法	51
8.10	温度および温度上昇の限度	52

9. 損失および効率

9.1	損失	55
9.2	効率	55
9.3	総合効率	55
9.4	実測効率および規約効率	55
9.5	温度補正	56
9.6	損失の種類	56

10. その他の性能と試験

10.1	ルーチン試験	57
10.2	耐電圧試験	57
10.3	回転機の過電流	59
10.4	電動機の瞬時超過トルク	60
10.5	過速度	60

11. その他の要求事項

11.1	回転方向の示し方	61
11.2	接地端子	62
11.3	軸端キー	62

12. 裕度

12.1	回転機の保証値に関する裕度	63
12.2	裕度の適用	63

13. 電磁両立性（EMC） 63

13.1	一　　般	63
13.2	イミュニティ	63
13.3	電磁エミッション	64

14. 表　示　事　項 ··· 64
  14.1　定格銘板 ··· 64
  14.2　端子記号 ··· 65
  14.3　接続銘板 ··· 65

附　属　書 ··· 67
  1.　端子記号表記法 ··· 67

解　　説 ··· 73
  1.　使用 S10 の適用と相対的熱寿命予測値 TL 導出に関する指針 ··· 73
  2.　軸受の温度限度 ··· 74
  3.　軸受温度の測定例 ··· 74
  4.　基準外冷媒温度に対する温度上昇限度の補正係数の説明 ··· 74
  5.　耐電圧試験を行う際の回転機の状態 ··· 75
  6.　部分的な巻き替えを行った回転機に対する耐電圧試験 ··· 76
  7.　電磁両立性（EMC）の限度 ··· 76
  8.　安全規定に関する状況 ··· 77

JEC-2100-2008

電気学会 電気規格調査会標準規格

回転電気機械一般

1. 適用範囲

1.1 適用範囲

この規格は,各種の回転電気機械(以下回転機という)に共通な一般標準事項について規定する。回転機とは,回転部分をもち,電磁誘導作用に基づき,電力(無効電力を含む)の発生,変換もしくは変圧[1]を行う,または電力を受けて機械動力を発生する電気機械をいう。

注(1) 電力の変換とは,交直流間の変換,周波数または相数の変換などを含む。変圧とはこれらの変換を伴わない電圧のみの変換をいう。

1.2 各種回転機の個別規格との関係

各種回転機に特有な事項については,それぞれの規格[2]において規定する。

注(2) この規格改訂時において回転機に関する標準規格には次のものがある。
JEC-2120-2000 直流機
JEC-2130-2000 同期機
JEC-2131-2006 ガスタービン駆動同期発電機
JEC-2137-2000 誘導機
JEC-122-1981 電気鉄道車両用主電動機
JEC-7132-1987 電気鉄道車両用補助回転機

2. 用語の意味

回転機に用いる主な用語の意味は,次のとおりである。

2.1 固定子　回転機の主要静止部分。

2.2 回転子　回転機の回転部分。

2.3 電機子　電機子巻線のある部分。

2.4 電機子巻線　磁界との相対回転運動によって,誘導起電力を発生する巻線。

　　備考　同期機,直流機,単相交流整流子機について用いる。

2.5 一次巻線　一次回路にある誘導機の巻線。

2.6 二次巻線　二次回路にある誘導機の巻線。

2.7 界磁巻線　　磁極を励磁する巻線。

2.8 交流巻線　　誘導機の一次巻線，絶縁を施した二次巻線，および同期機の電機子巻線。

2.9 補極巻線　　電機子巻線と直列に接続された補極の界磁巻線。

2.10 補償巻線　　電機子反作用を打ち消すため磁極面に設けられ，電機子巻線と直列に接続された巻線。

2.11 発電機　　機械動力を受けて電力を発生する回転機。

2.12 電動機　　電力を機械動力に変換する回転機。モータともいう。

2.13 直流機　　直流電力を発生もしくは変圧し，または直流電力を受けて機械動力を発生する回転機。

2.14 交流機　　交流電力（無効電力を含む）を発生もしくは変換し，または交流電力を受けて機械動力を発生する回転機。

2.15 二重給電交流機　　固定子および回転子の両巻線に交流電源を接続し，同期速度の上下のある範囲の速度で動作する交流機。

　　備考　通常，二次励磁誘導機，加減定速度電動機（超同期セルビウス方式など），非同期調相機，誘導周波数変換機，発電電動機などとして使用される。

2.16 同期機　　定常運転状態において，同期速度で回転する交流機。

2.17 非同期機　　定常運転状態において，同期速度と異なる速度で回転する交流機。

2.18 誘導機　　固定子および回転子が互いに独立した巻線を有し，一方の巻線が他方の巻線から電磁誘導作用によってエネルギーを受けて動作する非同期機。

2.19 交流整流子機　　整流子を有する非同期機。

2.20 電動発電機　　電動機と発電機とを機械的に連結した回転機。

2.21 調相機　　無効電力を回路から吸収または回路へ供給する回転機。

2.22 周波数変換機　　交流電力を受けて，これを異なる周波数の交流電力に変換する回転機。

　　備考　相数が同時に変換されることもある。

2.23 相数変換機　　交流電力を受けて，これを同一の周波数で相数の異なる交流電力に変換する回転機。

2.24 発電電動機　　発電機および電動機として運転される回転機。

　　備考　通常揚水発電に用いられるものをいう。

2.25 最小始動トルク　　交流電動機において，定格電圧および定格周波数のもとで，静止状態の電動機が軸端で発生するトルクの最小値。

　　備考　この値は，過渡現象の消滅後の値とする。最小拘束トルクともいう。

2.26 最小トルク　　交流電動機において，定格電圧および定格周波数のもとで，電動機が零速度から最大トルクに相当する回転速度の間で軸端で発生するトルクの最小値。

　　備考　この定義は，回転速度の増加とともにトルクが連続的に減少するような非同期機には適用しない。また，この値は，電気的過渡現象を除外した通常の平均トルク特性に対して適用する。誘導電動機の場合には，これをプルアップトルクともいう。

2.27 最大トルク　　交流電動機において，定格電圧および定格周波数のもとで，電動機が零速度から同期速度未満で，軸端で発生し得るトルクの最大値。

　　備考　この定義は，回転速度の増加とともにトルクが連続的に減少するような非同期機には適用しない。また，この値は，電気的過渡現象を除外した通常の平均トルク特性に対して適用する。誘導電動機の場合には，これを停動トルクともいう。

2.28 脱出トルク　　同期電動機において，定格電圧，定格周波数および定格負荷状態における界磁電流のもとで，運転中の同期電動機が同期速度で発生し得るトルクの最大値。

2.29 最大始動電流　　交流電動機において，定格電圧および定格周波数のもとで，静止状態の電動機に流れる電流の実効値の最大値。

　　備考　この電流値は，過渡現象の消滅後の値とする。最大拘束電流ともいう。

2.30 負　　荷　　電気回路や機械装置によって，回転機に要求される電気的または機械的出力。

2.31 無 負 荷　　零出力で回転している状態。ただし，出力が零である以外は，正常な運転条件下であり，同期機の場合，励磁状態である。

2.32 全 負 荷　　定格出力に相当する負荷。定格負荷ともいう。

　　備考　全負荷に相当するトルク，電流，速度などを，それぞれ全負荷トルク，全負荷電流，全負荷速度という。

2.33 全負荷値　　全負荷運転している回転機の諸量。

　　備考　出力，トルク，電流，回転速度などに適用する。

2.34 無電圧停止状態　　すべての動作および電気的供給または機械的駆動がない状態。

　　備考　無電圧停止状態の期間を無電圧停止時間という。

2.35 使　　用　　始動，電気制動，無負荷，静止してかつ電圧が印加されない期間を含んだ経時的な負荷の状態。

2.36 使用の種類　　連続使用，短時間使用，反復使用，または不規則な負荷および速度変化を伴う使用。

2.37 熱的平衡状態　　回転機の数箇所の温度上昇が1時間当たり2K以上変化しなくなった状態。

2.38 負荷時間率　　始動および電気制動を含む負荷の期間と，使用の1周期との比。

　　備考　百分率で表す。

2.39 定 格 値　　回転機の運転条件を規定する値。

　　備考　一般には，製造者が決定する。

2.40 定　　格　　回転機に保証された使用限度。

　　備考　出力に対する使用限度を定めるとともに電圧，回転速度，周波数などを指定する。これらをそれぞれ定格出力，定格電圧，定格回転速度，定格周波数などと称し，その値を銘板に表示する。

2.41 定格出力　　定格に対応する出力値。

2.42 同期速度　　交流機において接続されている系統または電源の周波数と極数もしくは突起の数により決まる回転速度。

2.43 冷　　却　　回転機の発生損失による熱を一次冷媒に伝える過程。一次冷媒は連続的に新たな冷媒を供給するか，または熱交換器の二次冷媒によって冷却する。

2.44 冷　　媒　　回転機に発生した熱を直接または間接的に取り去る媒体。

2.45 一次冷媒　　冷媒のうち，回転機のある部分に接触し，そこから熱を取り去る媒体。

2.46 二次冷媒　　熱交換器によって，一次冷媒から熱を取り去る冷媒。

　　備考　一次冷媒が複数ある場合，それぞれの二次冷媒をもつことがある。

2.47 最終冷媒　　熱を伝達する最終の冷媒。

　　備考　回転機によっては最終冷媒が一次冷媒と同じこともある。

2.48 冷媒温度　　回転機の温度上昇を定めるときの基準となる冷媒の温度。

2.49 周囲温度　　回転機が運転される場所において，機体に近接した周囲の空気の温度。

　　備考　この機体周囲の空気は，通風方式によって，機体の一次冷媒となることもあるし，二次冷媒となることもある。周囲温度の最高値，最低値については，第4章を参照のこと。

2.50 周囲媒体　　回転機の周囲にある液体または気体。

2.51 遠方媒体　　回転機から離れた場所にある液体または気体。

2.52 熱交換器　　一つの冷媒から別の冷媒へ二つの冷媒を隔離したまま熱を伝達する機器。

2.53 管，ダクト　　冷媒を導くもの。

2.54 開放通路　　最終冷媒を周囲媒体または遠方媒体から取り入れ，回転機の表面，内部または熱交換器を経て，周囲媒体または遠方媒体に放出する通路。

2.55 閉鎖通路　　冷媒が次の冷媒に熱を伝達するために，回転機の中でもしくは回転機を通して，または熱交換器を通して閉鎖循環する通路。

　　備考　回転機の一般的な冷却方法は，常に一つの最終の開放通路をもち，さらに，一つまたはそれ以上の連続して機能する閉鎖通路をもつこともある。一次，二次および最終冷媒はそれぞれ適切な通路をもつ。

2.56 管またはダクトで形成された通路　　冷媒を入口もしくは出口の管かダクト，または入口出口とも管かダクトによって導く周囲媒体と仕切られた通路。

　　備考　通路は開放通路の場合もあれば，閉鎖通路の場合もある。

2.57 予備または非常用冷却システム　　通常の冷却システムが機能しないときに利用する付加的に与える冷却システム。

2.58 作り付け装置　　冷媒通路内にあって，回転機に作り付けた装置で，回転機を部分的に分解することによってのみ交換できる装置。

2.59 取付け装置　　冷媒通路内にあって，回転機に取付けた装置で，回転機の一部をなすが，主機に関係なく交換できる装置。

2.60 別置き装置　　冷媒通路内にあって，回転機と組み合せて使用する装置であるが，回転機に取付けていないまたは作り付けていない装置。

　　備考　この装置は，周囲媒体中に置くこともあれば，遠方媒体中に置くこともある。

2.61 従属循環装置　　冷媒通路内にあって，その運転が主機の回転速度に従属している装置で，例えば，主機の軸に装着しているファンもしくはポンプ，または主機によって運転するファンユニットもしくはポンプユニットなどの装置。

2.62 独立循環装置　　冷媒通路内にあって，その運転が主機の回転速度に対して独立した装置で，例えば，独立の駆動電動機をもつ装置。

2.63 直接冷却巻線　　中空導体，チューブ，ダクトまたはチャネルを用い，それに流れる冷媒によって主絶縁内部の導体を直接冷却する巻線。内部冷却巻線ともいう。

　　備考　直接冷却，間接冷却の記載がない場合は，間接冷却を指す。

2.64 間接冷却巻線　　直接冷却巻線以外の巻線。

2.65 保護絶縁　　主絶縁（基礎絶縁）が破損した場合に，感電に対する保護をするため，主絶縁に追加された独立している絶縁。

2.66 モールド絶縁巻線　　モールド絶縁によって，完全に密封または密閉された巻線。

2.67 等価熱時定数　電流がステップ状に変化した場合の巻線温度上昇の時定数。構造物個々の時定数とは異なる。

2.68 電圧変動率　負荷の変化によって生じる電圧の変化。

　　備考　通常これは，定格負荷から無負荷にしたときの変動値の定格値に対する百分率で表す。

2.69 総合電圧変動率　発電機を駆動する原動機または電動機の速度変動および励磁装置の電圧変動の影響を含めた電圧変動率。

2.70 固有電圧変動率　発電機の励磁を調整することなく回転速度を一定に保った状態での電圧変動率で，発電機自体の固有の特性。

2.71 速度変動率　負荷の変化によって生じる回転速度の変化。

　　備考　通常これは，定格負荷から無負荷にしたときの変動値の定格値に対する百分率で表す。

2.72 静止電力変換器から直流機電機子に供給される直流電流の定格波形率（k_{fN}）
定格状態における許容最大電流 $I_{rms,\,maxN}$ と平均値 I_{avN}（一周期について積分した平均値）との比。

　　備考　直流電流の定格波形率（k_{fN}）は，次式で表される。

$$k_{fN} = \frac{I_{rms,\,maxN}}{I_{avN}}$$

2.73 電流脈動率（q_i）　脈動電流の最大値 I_{max} と最小値 I_{min} との差と，平均値 I_{av}（一周期について積分した平均値）の2倍との比。

　　備考1　電流脈動率（q_i）は，次式で表される。

$$q_i = \frac{I_{max} - I_{min}}{2 \times I_{av}}$$

　　　　2　電流脈動が小さい場合，脈動率は次の式によって近似値を求めることができる。

$$q_i = \frac{I_{max} - I_{min}}{I_{max} + I_{min}}$$

この式は q_i の計算結果が0.4以下であれば，近似値として使用できる。

　　　　3　上記電流脈動率は，IEC規格に準拠した定義である。従来，日本国内では，この2倍の値が電流脈動率として使用されてきた。

2.74 慣性モーメント（J）　質量要素の質量に回転軸からの半径方向距離の2乗を乗じた値の総和。

　　備考　この量は，文字記号 J で表し，単位は $kg \cdot m^2$ で表す。
従来用いていた，はずみ車効果（GD^2）と J との関係は，次のとおりである。

$$J = \frac{GD^2}{4}$$

2.75 加速定数（T_j）　定格回転速度において定格出力に対応する一定の加速トルクで，回転子を静止状態から定格回転速度まで加速するのに要する時間。

　　備考　加速定数（T_j）は，次式で表される。

$$T_j = \frac{J\omega^2}{P_N} \times 10^{-3} \text{ (s)}$$

ただし，J：回転子の慣性モーメント（$kg \cdot m^2$）
　　　　ω：定格回転角速度（rad/s）

$$\omega = \frac{2\pi}{60} \times N$$

　　　　N：定格回転速度（min^{-1}）
　　　　P_N：定格出力（kW）

2.76 慣性係数（*FI*）　　負荷および電動機を含める全体の慣性モーメント（電動機軸に換算したもの）と，電動機の慣性モーメントの比。

備考　慣性係数（*FI*）は，次式で表される。
$$FI = \frac{J_M + J_{ext}}{J_M}$$
ただし，J_M：電動機の慣性モーメント（kg·m^2）
　　　　J_{ext}：電動機軸に換算した負荷の慣性モーメント（kg·m^2）

2.77 蓄積エネルギー定数（*H*）　　定格回転速度で運転中の回転子に蓄えられた運動エネルギーと，定格電圧と定格電流との積との比。誘導機において同期速度で回転中の負荷に蓄えられている運動エネルギーと定格出力との比を負荷慣性定数という。

備考　蓄積エネルギー定数（*H*）は，次式で表される。
$$H = \frac{J\omega^2}{2S_N} \times 10^{-3} \text{（S）}$$
ただし，J：回転子の慣性モーメント（kg·m^2）
　　　　ω：定格回転角速度（rad/s）
$$\omega = \frac{2\pi}{60} \times N$$
　　　　S_N：定格電圧と定格電流との積（kVA）
　　　　　　　誘導機の場合，定格出力（kW）

2.78 形式試験　　製品が設計仕様の要求事項に合致していることを検証するために，1台またはそれ以上の回転機に対して行う試験。タイプ試験ともいう。

備考　製造者と注文者の協定により，定格またはその特性において軽微な違いがある回転機で行った試験結果をもって，形式試験とみなすことができる。

2.79 ルーチン試験　　判定基準に適合していることを確認するために，製造中または製造後に，それぞれの回転機に対して行う試験（**10.1** 参照）。

2.80 裕　　　度　　回転機の特性の試験結果と保証値の差の許し得る範囲。

2.81 端子記号　　使用者が使うために，巻線または補助巻線を引き出した端子に対する識別するための記号。

2.82 接 続 点　　巻線間または巻線要素間に，電流を流すため恒久的に内部接続した点。

2.83 タ ッ プ　　巻線要素の中間部への接続。

2.84 口出し線　　端子と巻線を電気的に接続するための絶縁された導体。

2.85 巻　　　線　　回転機において定められた働きをするコイルの集まり。

2.86 巻線の相　　ある相に関連した一つ以上の巻線要素。

2.87 巻線要素　　巻線の一部。

備考　その中ではすべてのコイルが恒久的につながれている。

2.88 独立巻線　　独立した機能をもち，内部接続されておらず，独立して使用される二つ以上の巻線。

2.89 相　　　順　　多相交流において，電圧の瞬時値が正の最大値となる順番。

3. 使用および定格

3.1 使　用

注文者は，使用を提示しなければならない。

その場合，注文者は次のいずれかによって使用を記述する。

(1) 負荷が変動しない場合または負荷変動があってもその変動が既知である場合は，その負荷を数値で記述する。

(2) 負荷の時間変動を記述する。

(3) この規格で定義される使用の種類 S1 から S10 の中より，予想される負荷と同程度な使用の種類を選択する。

使用の種類は，3.1.1 で規定する記号によって指定し，負荷の値を付記する。

負荷時間率の求め方は該当する使用の種類を説明する図中に記載されている。

通常，注文者が，電動機の慣性モーメント（J_M）または解説 1 で記載の相対的熱寿命予測値（TL）を算定することは不可能であり，これらの値は製造者が設定する。

なお，注文者が使用を明示しない場合は，連続使用（S1）が適用される。

3.1.1 使用の種類

(1) 連続使用（S1）　一定な負荷であり，回転機が熱的平衡に達する時間以上に連続して運転する使用をいう。図1を参照。

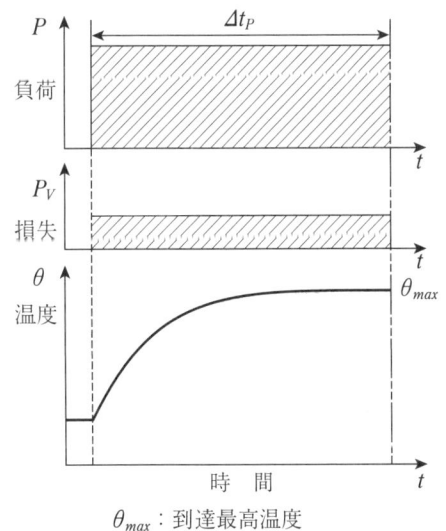

θ_{max}：到達最高温度
Δt_P：一定負荷での運転時間

図1　連続使用（S1）

(2) 短時間使用（S2）　一定な負荷で，回転機が熱的平衡に達しない範囲の指定された時間継続運転し，その後回転機を停止し，次の始動時までに回転機の温度と冷媒温度との差が 2 K 以内まで降下する使用をいう。図2参照。記号 S2 の後には負荷継続時間を付記する。

例　S2　60分

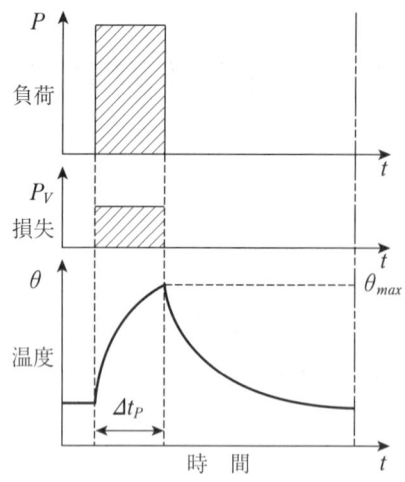

θ_max：到達最高温度
Δt_P：一定負荷での運転時間
図2　短時間使用（S2）

(3) **反復使用（S3）**　一定負荷での運転時間および無電圧停止時間を一周期として，これを定周期で反復する使用をいう。

この場合，運転時間，停止時間は，それぞれ回転機が熱的平衡に達する時間よりも短く，また，始動および制動条件が温度上昇に与える影響は無視できるものとする。図3参照。記号S3の後に，負荷時間率を付記する。

例　S3　25%

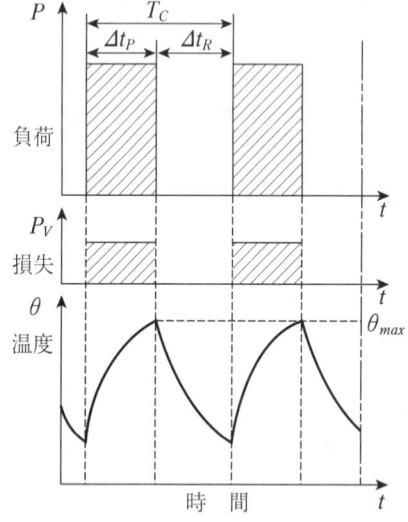

θ_max：到達最高温度　　Δt_P：一定負荷での運転時間
T_C：一周期　　Δt_R：停止および電源切断時間
負荷時間率 = $\Delta t_P / T_C$
図3　反復使用（S3）

(4) **始動の影響のある反復使用（S4）**　温度上昇に与える影響が無視できない始動時間，一定負荷での運転時間および無電圧停止時間を1周期として，これを定周期で反復する使用をいう。

この場合，運転時間，停止時間は，それぞれ電動機が熱的平衡に達する時間よりも短く，また，制動条件が温度上昇に与える影響は無視できるものとする。図4参照。記号S4の後に，負荷時間率と電動機出

力軸に換算した電動機自身の慣性モーメント（J_M）および負荷の慣性モーメント（J_{ext}）を付記する。

　　例　S4　25%　　$J_M = 0.15 \text{ kg·m}^2$　　$J_{ext} = 0.7 \text{ kg·m}^2$

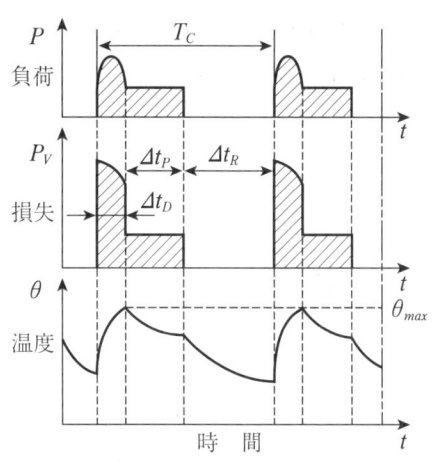

θ_{max}：到達最高温度　　　　Δt_P：一定負荷での運転時間
T_C：一周期　　　　　　　　Δt_R：停止および電源切断時間
Δt_D：始動／加速時間
　　　　負荷時間率 $= (\Delta t_D + \Delta t_P)/T_C$

図4　始動の影響のある反復使用（S4）

(5) **電気制動を含む反復使用（S5）**　温度上昇に与える影響が無視できない始動時間，一定負荷での運転時間，温度上昇に与える影響が無視できない電気制動時間および無電圧停止時間を一周期として，これを定周期で反復する使用をいう。

この場合，運転時間，停止時間は，それぞれ電動機が熱的平衡に達する時間よりも短いものとする。図5参照。記号 S5 の後に，負荷時間率と電動機出力軸に換算した電動機自身の慣性モーメント（J_M）および負荷の慣性モーメント（J_{ext}）を付記する。

　　例　S4　25%　　$J_M = 0.15 \text{ kg·m}^2$　　$J_{ext} = 0.7 \text{ kg·m}^2$

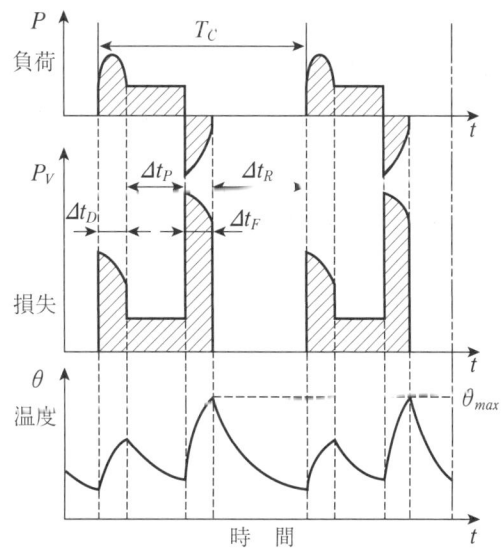

θ_{max}：到達最高温度　　　　Δt_P：一定負荷での運転時間
T_C：一周期　　　　　　　　Δt_F：電気制動時間
Δt_D：始動／加速時間　　　　Δt_R：停止および電源切断時間
　　　　負荷時間率 $= (\Delta t_D + \Delta t_P + \Delta t_F)/T_C$

図5　電気制動を含む反復使用（S5）

(6) 反復負荷連続使用（S6）　一定負荷での運転時間および無負荷運転時間を一周期として，これを定周期で反復する使用をいう。

この場合，無電圧停止時間がなく，運転時間，無負荷運転時間は，それぞれ回転機が熱的平衡に達する時間よりも短く，また，始動および制動条件が温度上昇に与える影響は無視できるものとする。図6参照。記号S6の後に，負荷時間率を付記する。

　例　S6　40%

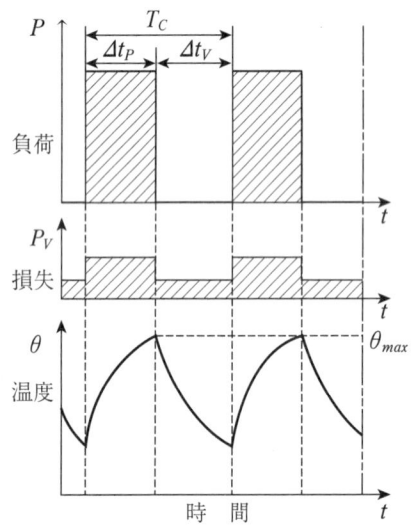

θ_{max}：到達最高温度　　Δt_P：一定負荷での運転時間
T_C：一周期　　　　　　　Δt_V：無負荷運転時間
負荷時間率 = $\Delta t_P / T_C$

図6　反復負荷連続使用（S6）

(7) 電気制動を含む反復負荷連続使用（S7）　温度上昇に与える影響が無視できない始動時間，一定負荷での運転時間，温度上昇に与える影響が無視できない電気制動時間を一周期として，これを定周期で反復する使用をいう。

この場合，無電圧停止時間がなく，運転時間は電動機が熱的平衡に達する時間よりも短いものとする。図7参照。記号S7の後に，電動機出力軸に換算した電動機自身の慣性モーメント（J_M）および負荷の慣性モーメント（J_{ext}）を付記する。

　例　S7　　$J_M = 0.4 \text{ kg·m}^2$　　$J_{ext} = 7.5 \text{ kg·m}^2$

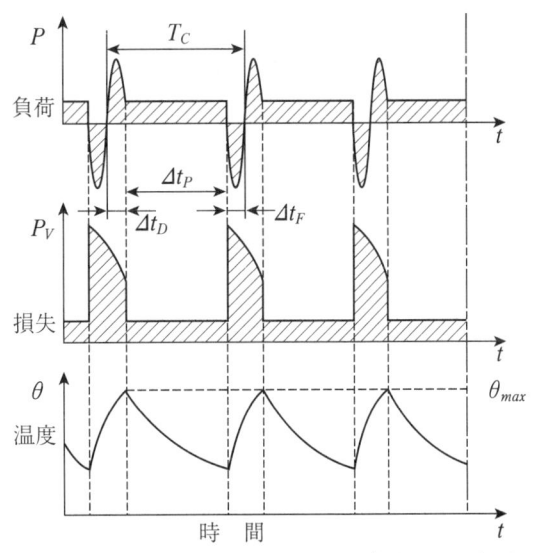

θ_{max}：到達最高温度　　　Δt_P：一定負荷での運転時間
T_C：一周期　　　　　　　　Δt_F：電気制動時間
Δt_D：始動／加速時間
　　　　　　　　　　負荷時間率 = 1

図7 電気制動を含む反復負荷連続使用（S7）

(8) **変速度反復負荷連続使用（S8）**　二つ以上の異なった回転速度にそれぞれ対応する一定な負荷（例えば誘導電動機の場合，極数の切換えによって生じる）での運転時間を一周期とし，これを定周期で反復する使用をいう。

この場合，無電圧停止時間がなく，それぞれの回転速度での運転時間は電動機が熱的平衡に達する時間よりも短いものとする。図8参照。記号S8の後に，電動機出力軸に換算した電動機自身の慣性モーメント（J_M）および負荷の慣性モーメント（J_{ext}）と，負荷と速度ならびに各速度における負荷時間率を付記する。

例　S8　J_M = 0.15 kg·m² 　J_{ext} = 0.7 kg·m² 　16 kW　　740 min⁻¹　　30%
　　　　　　　　　　　　　　　　　　　　　　　　　　　　　40 kW　 1 460 min⁻¹　 30%
　　　　　　　　　　　　　　　　　　　　　　　　　　　　　25 kW　　980 min⁻¹　　40%

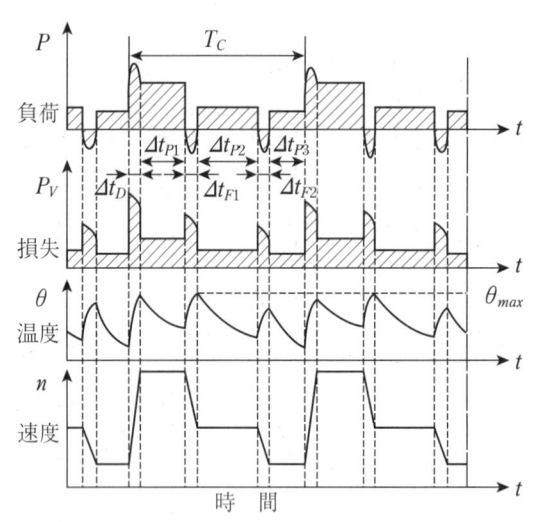

θ_{max}：到達最高温度　　　　Δt_P：一定負荷での運転時間（$P1$, $P2$, $P3$）
T_C：一周期　　　　　　　　　　Δt_F：電気制動時間（$F1$, $F2$）
Δt_D：始動／加速時間
負荷時間率 ＝ $(\Delta t_D + \Delta t_{P1})/T_C$；$(\Delta t_{F1} + \Delta t_{P2})/T_C$；$(\Delta t_{F2} + \Delta t_{P3})/T_C$

図 8　変速度反復負荷連続使用（S8）

(9) **不規則な負荷および速度変化を伴う使用（S9）**　通常，負荷および速度が許容使用範囲内で不規則に変化する使用をいい，基準負荷をはるかに超える過負荷がしばしば生じる場合も含む。この使用の場合，過負荷の基準とするため，使用 S1 に基づいて適切に選んだ一定負荷の値を，基準負荷の P_{ref} とする。図 9 参照。

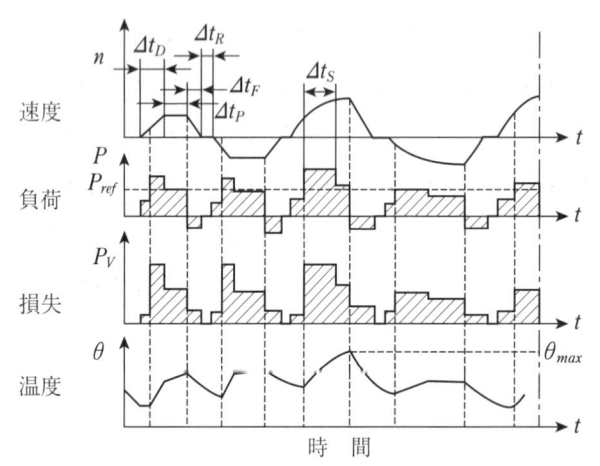

P_{ref}：基準負荷　　　　　　　　Δt_F：電気制動時間
θ_{max}：到達最高温度　　　　Δt_R：停止および電源切断時間
Δt_D：始動／加速時間　　　　Δt_S：過負荷運転時間
Δt_P：一定負荷での運転時間

図 9　不規則な負荷および速度変化を伴う使用（S9）

(10) **多段階一定負荷／速度使用（S10）**　特定の数の異なる負荷（または同等な負荷）および速度から構成される使用であり，各負荷での運転は回転機が熱的平衡に到達するに十分な時間維持される。図 10 参照。負荷周期における負荷の最低値は零（無負荷運転状態または無電圧停止状態）でもよい。

記号 S10 の後に，それぞれの負荷の基準負荷に対する割合 P（p.u.）とそれぞれの負荷での運転時間の 1 周期における割合 Δt（p.u.）を $P/\Delta t$ の形で順番に付記し，さらに絶縁の熱寿命予測値である TL（p.u.）を付記する。この熱寿命予測値は基準負荷で運転された場合の寿命を基準としたときの相対値である。無

電圧停止時間における期間に対しては，前記 P の値を文字 r で示す。

例　S10　　$P/\varDelta t = 1.1/0.4$, $1/0.3$, $0.9/0.2$, $r/0.1$　　$TL = 0.6$

TL は 0.05 の整数倍で丸めた値とする。TL の詳細については解説 1 を参照。この使用の場合，使用 S1 に基づいて適切に選んだ一定負荷の値を，基準負荷の P_{ref} とする。

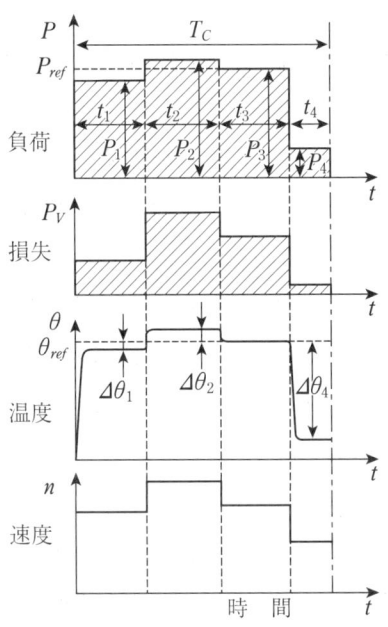

P_i ($P_1 \sim P_4$)：一周期内の各負荷レベル　　　　t_i ($t_1 \sim t_4$)：一周期内の各負荷レベルでの運動時間
P_{ref}：使用形式 S1 に対応する基準負荷　　　　　　T_C：一周期
θ_{ref}：基準負荷時の温度　　　　　　　　　　　　$\varDelta \theta_i$ ($\theta_1 \sim \theta_4$)：一周期内の各負荷レベルの温度上昇
　　　　　　　　　　　　　　　　　　　　　　　　　　と基準負荷時の温度上昇との差

図 10　多段階一定負荷／速度使用（S10）

備考　各負荷区間（t_1, t_2, t_3 など）における負荷の値として，通常は，一周期（T_C）にわたる寿命消費の積分が等しくなるような等価負荷を用いる。負荷の一周期（T_C）は，全く同じように繰り返される必要はないが，各負荷区間では回転機が熱的平衡状態に達するのに十分な時間，負荷が維持されること，および一周期（T_C）にわたる寿命消費の積分が等しくなる，すなわち，相対的熱寿命予測値 TL が一意に算出されることが必要となる。

3.2 定　格

3.2.1 定格の指定
定格の種類は，注文者が提示した使用をもとに，製造者が指定する。製造者は **3.2.2** で規定する定格の中からいずれかを選択する。定格の種類は定格出力に続いて記載する。指定がない場合は連続定格が適用される。

製造者によって，附属機器（リアクトル，キャパシタなど）が回転機の一部分として接続される場合，定格値は附属機器を含む回転機全体の電源端子での値で示す。

3.2.2 定格の種類

(1) **連続定格（S1 の使用に対応する定格）**　指定された条件で回転機を連続運転したとき，この規格の要求事項を満足する定格をいう。

(2) **短時間定格（S2 の使用に対応する定格）**　冷状態で回転機を始動し，指定された時間だけ回転機を短時間運転したとき，この規格の要求事項を満足する定格をいう。

(3) **反復定格（S3 ～ S8 の使用に対応する定格）**　指定された条件で回転機を，S3, S4, S5, S6, S7 また

はS8の使用で運転したとき，この規格の要求事項を満足する定格をいう。

特に指定がない限り，一周期は10分とし，負荷時間率は次のいずれかの値とする。

15％，25％，40％，60％

(4) 非反復定格（S9の使用に対応する定格）　指定された条件で回転機をS9の使用で運転したとき，この規格の要求事項を満足する定格をいう。

(5) 多段階一定負荷／速度定格（S10の使用に対応する定格）　指定された条件で回転機をS10の使用で運転したとき，この規格の要求事項を満足する定格をいう。一周期の許容最大負荷に対しては，回転機の全体について考慮しなければならない。例えば，絶縁の熱劣化，軸受の発熱，熱膨張による他部品への影響などである。他の関連規格で規定していない限り，最大負荷は使用S1に基づく最大連続定格値の1.15倍以下とする。最小負荷では，値が零となることがあるが，これは無負荷での運転または無電圧停止状態である。使用S10の適用と相対的熱寿命予測値 TL 導出に関する指針を解説1に示す。

(6) 等価連続定格　回転機を熱平衡に達するまで一定の負荷で運転し，特定の使用種類で運転したときと同等の巻線温度上昇が得られるよう，試験のために設定した定格をいう。この場合，使用の種類による負荷・速度・冷却の変動を考慮する。この定格を適用する場合，「等価連続」または「equ」と表示する。

3.2.3　定格の選定

(1) 対象とする回転機が一般用途向けの場合は，使用S1に基づく連続定格とする。

(2) 注文者による使用の指定がない場合には，使用S1に基づく連続定格とする。

(3) 回転機が短時間定格で運転される場合には，使用S2に基づく短時間定格とする。

(4) 回転機の負荷が変動負荷である場合および無負荷運転時間または無電圧停止時間を含む負荷パターンである場合には，使用S3～S8に基づく反復定格を指定する。

(5) 対象とする回転機が，可変速運転され過負荷も含め不規則な負荷変動が生じる場合には，使用S9に基づく非反復定格を指定する。

(6) 過負荷運転，無負荷運転または停止を含む多段階の連続負荷運転が行われる場合には，使用S10に基づく多段階一定負荷定格を指定する。

3.2.4　定格と出力

使用S1からS8に基づく定格の場合，一定負荷の指定値を定格出力とする。使用S9，S10に基づく定格の場合，使用S1に基づく基準負荷の値を定格出力とする。

3.2.5　定格出力の単位

(1) 直流発電機の定格出力は，電機子巻線端子における定格出力をワット（W）で表す。

(2) 交流発電機の定格出力は，電機子巻線端子における定格出力をワット（W）またはボルトアンペア（VA）で表し，定格力率を併記する。

(3) 電動機の定格出力は，軸で得られる機械的出力をワット（W）で表す。

(4) 同期調相機の定格出力は，電機子巻線端子における遅相無効電力（強め励磁）および進相無効電力（弱め励磁）についてバール（var）で表す。

3.2.6　定格電圧

(1) 定格電圧は，定格運転状態における回転機の端子における線間電圧をいう。

(2) 比較的小さな電圧範囲で運転する直流発電機の場合は，定格出力および定格電流は，特に指定がない限り，当該範囲の最高電圧における値とする（**5.3**参照）。

(3) 比較的小さい電圧範囲で運転する交流発電機の場合は，定格出力および定格力率は，特に指定がない限り，当該範囲の任意の電圧における値とする（5.3参照）。

3.2.7 多重定格の回転機

(1) 二つ以上の定格（多重定格）を有する回転機は，それぞれの定格においてすべての項目で，本規格を満足しなければならない。

(2) 多段速度電動機は，各回転速度に対してそれぞれ定格を決めなければならない。

(3) いくつもの定格値（出力，電圧，回転速度など）を有し，または，これらの量が，ある範囲内で連続的に変化する回転機の定格は，これらの値や範囲について表さなければならない。この表示の規定は，5.3の運転中の電圧および周波数変動に対して，または，始動を目的としたスターデルタ接続に対しては適用しない。

4. 運転条件

製造者と注文者の間に特別な協定のある場合を除き，回転機は以下の条件で設計する。運転条件が以下と異なる場合の補正は，表19（ページ54），表21（ページ55）による。

4.1 標高

標高は，1 000 m 以下とする。

4.2 周囲温度および水冷媒温度

4.2.1 最高周囲温度 周囲空気の最高温度は，40℃とする。

4.2.2 最低周囲温度 周囲空気の最低温度は，－15℃とする。ただし，次の回転機の周囲空気の最低温度は0℃とする。

(1) 回転速度 1 000 min^{-1} 当たり 3 300 kW（または kVA）よりも大形の交流機

(2) 定格出力 600 W（または VA）未満の回転機

(3) 整流子または滑り軸受のある回転機

(4) 一次冷媒または二次冷媒として水を用いる回転機

備考 運搬・保管時を含み，ここに示した温度よりも低い場合は，製造者と注文者の協定による。

4.2.3 水冷媒温度 回転機または熱交換器入口の水冷媒温度（表面冷却式水中回転機の場合は周囲水温）は，25℃を超えず，5℃を下回らないこと。

5. 電気的条件

5.1 電圧

50 Hz または 60 Hz の三相交流機を配電系統または利用系統に直接接続する場合は，その定格電圧を JEC-0222

（標準電圧）に規定された公称電圧から選択するのが望ましい。

　　備考　大形の高電圧交流発電機の場合は，最適特性の観点から電圧を選ぶことができる。
　　　　　交流電動機が静止電力変換器から給電される場合，電圧，周波数，波形に関する制限は適用されない。この場合，定格電圧は製造者と注文者の協定によって決定する。

5.2 電流および電圧の波形と対称性

5.2.1 交流電動機
固定周波数電源用の定格をもつ交流電動機は，交流発電機（ローカルまたは供給網経路を問わず）から給電される場合，高調波電圧係数（HVF；Harmonic Voltage Factor）が 0.02 以下の供給電圧において運転できなければならない。

高調波電圧係数（HVF）は，次式によって求める。

$$HVF = \sqrt{\sum_{n=2}^{k} \frac{u_n^2}{n}}$$

ここに，u_n^2：定格電圧 U_N に対する高調波電圧 U_n の比率
　　　　　n：高調波の次数（三相交流電動機においては 3 で割り切れない数）
　　　　　$k = 13$

三相交流電動機は，三相電圧系統の逆相分が長時間にわたって 1% 以下，数分間以下の短時間に対して 1.5% 以下，かつ零相電圧が正相電圧の 1% 以下の電圧において，運転できなければならない。

定格負荷で運転中に HVF および逆相分と零相分の限度が同時に起きても，電動機に有害な温度が生じてはならず，その上昇値の超過は表 18（ページ 53）に規定されている温度上昇限度より，おおよそ 10 K，またはそれ以下が望ましい。

　　備考　大容量単相負荷（例えば誘導炉）の付近，特に工業用，家庭用系統が分離されていない地域においては，電源が上記の限度以上にひずんでいる場合がある。その場合の HVF は回転機の製造者と注文者の協定による。

静止電力変換器から給電される交流電動機は，供給電圧のより高次の高調波成分に耐えなければならない。

5.2.2 交流発電機
三相交流発電機は，平衡した正弦波電圧を与えたとき以下の条件の回路において，運転できなければならない。

(1) 高調波電流係数（HCF；Harmonic Current Factor）が 0.05 以下
(2) 電流の逆相分，零相分とも正相分の 5% 以下

高調波電流係数（HCF）は，次式によって求める。

$$HCF = \sqrt{\sum_{n=2}^{k} i_n^2}$$

ここに，i_n^2：定格電流 I_N に対する高調波電流 I_n の比率
　　　　　n：高調波の次数
　　　　　$k = 13$

定格負荷で運転中に上記のひずみ(1)と不平衡(2)の限度が同時に起きても，発電機に有害な温度が生じてはならず，その上昇値の超過は表 18（ページ 53）に規定されている温度上昇限度より，おおよそ 10 K，またはそれ以下が望ましい。

5.3 運転中の電圧および周波数変動

固定周波数電源回路に使用される交流機および直流母線に直接接続される直流機の，電圧変動と周波数変動の

組合せの適用は次のとおりとする。

交流発電機，同期調相機

（定格出力 10 MVA 以上の円筒形機を除く）······ 図 11 の領域 A または領域 B

交流電動機·················· 図 12 の領域 A または領域 B

直流機···················· 電圧変動に対してのみ領域 A と領域 B を適用

　備考　定格出力 10 MVA 以上の円筒形同期機は，JEC-2130「同期機」による。

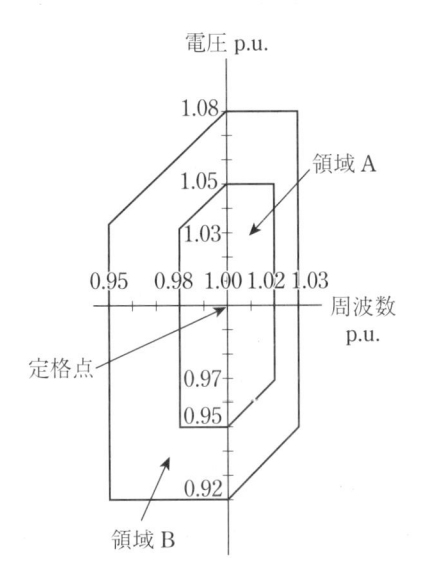

図 11　発電機の電圧変動・周波数変動

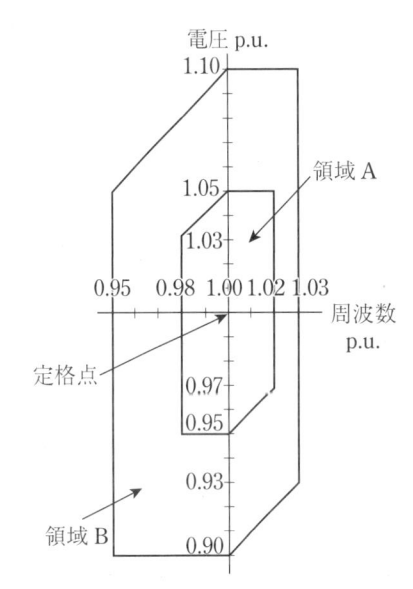

図 12　電動機の電圧変動・周波数変動

　領域 A 内の電圧変動および周波数変動に対し回転機は，表 1 に示す主要機能を連続的に発揮できなければならない。このとき，定格点にて定められた特性値を完全に満足する必要はなく，差異があってよい。また，温度上昇は定格点における値より高くなってもよい。

　領域 B 内の電圧変動および周波数変動に対し回転機は，表 1 に示す主要機能を発揮できなければならない。このとき，特性値は，定格点との差異が領域 A 内の場合より大きくなってもよい。温度上昇はほとんどの場合領域 A 内における値より高くなる。

　なお，領域 B の境界周辺上で長時間運転することは，奨められない。

　　備考 1　回転機は，実際の適用や運転条件下では，ときどき領域 A の範囲を超える運転が求められる。この場合，持続時間や頻度が制限されるべきである。実用的には，例えば合理的な期間，出力を制限するなどの適正な方法を取れば，温度による回転機の寿命低下を避けられる。
　　　　 2　この規格で規定する温度上昇限度は，定格点において適用され，運転点が定格点から離れたところでは，規格の限度を超えることがある。領域 A の境界部では，一般的に規定温度上昇限度より 10 K 程度高くなることがある。

　主要機能は，次のとおりである。

表1 主要機能

	回転機	主要機能
1	交流発電機	定格皮相電力（kVA）（誘導発電機の場合は定格出力（kW）） 調整可能であれば定格力率状態
2	交流電動機（3項を除く）	定格トルク（N·m）
3	同期電動機	定格トルク（N·m） 励磁は定格負荷状態における界磁電流または調整可能であれば定格力率状態
4	同期調相機	製造者と注文者間で協定のない限り，発電機（図11）の領域内で定格皮相電力（kVA）
5	直流発電機	定格出力（kW）
6	直流電動機	定格トルク（N·m） 分巻電動機の励磁は調整可能であれば定格速度状態

5.4 非接地システムで運転する三相交流機

三相交流機は中性点が大地電位または大地電位近傍の電位で連続的に運転できなければならない。また，三相交流機を非接地系システムで運転する場合，例えば通常の事故解消時に要求されるような，ごくまれな短時間であれば，一相が大地電位となっても運転できなければならない。もし，三相交流機をこのような状態で連続的に，または長時間運転しようとする場合は，機器の絶縁レベルをそれに合ったものにしなければならない。

線路側と中性点側が同じ絶縁でない場合，製造者はその旨を明示しなければならない。

備考 ある運転条件では零相電流の危険性があり，また，一相地絡時に巻線の機械的損傷のおそれがあるため，回転機中性点の接地や相互接続は，製造者と相談の上実施しなければならない。

6. 外被構造による保護方式の分類

6.1 保護方式による分類

回転機の外被構造による保護方式は，次の二つの組合せによって分類する。

(1) 人体の接触または接近，および固形異物の侵入に関する保護形式
(2) 水の浸入に関する保護形式

備考1 防爆形，防食形，耐熱帯気候形など有害な外気に対する保護形式については，別に定められた規定のあるときは，その規定による。
　　2 外被の外に，人の安全のために用意された柵類は外被構造物の一部とはみなさない。

6.2 表示記号

保護の程度を示す表示記号は，文字記号IPとそれに引き続く2個の数字で構成する。前者を第1数字記号（第1形式名），後者を第2数字記号（第2形式名）と呼ぶ。

6.2.1 数字記号の置き換え
保護の程度を単に1個の数字記号で示すときは，指示しない形式名の数字記号をXで置き換える。

例：IP X 5, IP 2 X

6.2.2 付加文字 補足する情報は，付加文字で示す。

(1) 水の浸入に対する保護が回転機の運転中と停止中で異なる特別な用途の場合（例えば，船の甲板に設置される開放通路冷却構造の回転機のように，停止中は，給排気開口部が閉じているような場合），水の浸入に対する保護形式の試験を回転機の停止中または運転中のどちらで行ったかを示す記号（それぞれＳまたはＭ）を数字記号の後に添える。この場合，保護方式は，例えば，IP 55 S / IP 20 M のように表示する。

記号ＳとＭが表記されていない場合，表示された保護がすべての通常使用状態に適用できることを意味する。

(2) 開放通路空気冷却屋外形回転機（**6.4**，**6.10** 参照）を示すときは，Ｗを第２数字記号の後に添える。Ｓ，Ｍの記号があるときは，その後に添える。

6.2.3 表示例

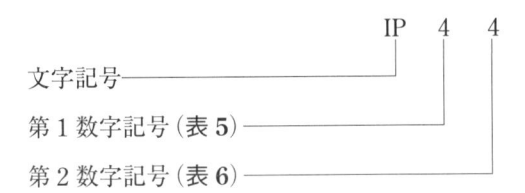

```
                    IP  4  4
文字記号―――――――――┘  |  |
第1数字記号（表5）―――――┘  |
第2数字記号（表6）――――――┘
```

6.2.4 よく使用する保護方式 回転機によく使用する保護方式を，表２に示す。

表２ よく使用する保護方式

第1数字記号＼第2数字記号	0	1	2	3	4	5
1			IP 12			
2	IP 20	IP 21	IP 22	IP 23	IP 24 W	
4					IP 44	
5					IP 54	IP 55
備考　従来から使用されている慣用語の主な例を以下に示す。						
開放形：IP 2 X　全閉形：IP 4 X　防滴形：IP X 2　防まつ形：IP X 4						

6.3 保護の程度（第１数字記号）

(1) 第１数字記号は，人体を回転機内の回転部分または導電部分に触れないように保護し，また，回転機を固形異物の侵入に対して保護する程度を示す。表５の定義欄に各々の保護の程度について，阻止する固形異物とその最小寸法を示す。「阻止」とは，体の一部や人が持ち込んだ工具，ワイヤが回転機内に入り込まないことであり，仮に入り込んでも充電部や危険な可動部との間に十分な間隔が確保されていることである。軸およびそれと類似な部分の表面が滑らかである場合は危険とみなさない。

(2) 第１数字記号で示す保護の程度は，それより下位の保護の程度をすべて満足する。したがって，疑わしい場合を除き，それより下位の保護の程度を検証する試験は不要である。

(3) 外扇がある場合，その羽根およびスポークの保護の程度が表３に示す試験に合格しなければならない。試験は，可能であれば手回しなどでゆっくり回転させて行う。軸およびそれと類似な部分の表面が滑らかである場合は危険とみなさない。

表3 外扇の保護の程度

本体の保護の程度	外扇の試験
IP 1 X	50 mm 鋼球試験
IP 2 X ～ IP 6 X	試験指試験

(4) 外被構造に水抜孔がある場合，その孔は本体の保護の程度に従って表4に示す保護の程度を満足しなければならない。試験時の孔の開閉状態は意図された運転時の状態で試験を行う。

表4 運転中開放される水抜孔の保護の程度

本体の保護の程度	水抜孔の保護の試験
IP 3 X, IP 4 X	IP 2 X
IP 5 X	IP 4 X

表5 第1数字記号で示す保護の程度

第1数字記号	保護の程度		試験条件
	概要[1]	定義	
0	保護を施していない回転機	特別の保護を施していない構造	試験不要
1[2]	50 mm 超過の固形異物に対して保護を施した回転機	手の甲のような人体の大きな表面が，外被内部の導電部分や回転部分に偶然に，または不注意に接触したりしない構造（ただし故意の接近に対しては無保護） 直径 50 mm 超過の固形異物が侵入しない構造	表7
2[2]	12 mm 超過の固形異物に対して保護を施した回転機	長さ 80 mm を超えない指または類似物が，外被内部の導電部分や回転部分に接触したり接近したりしない構造 直径 12 mm 超過の固形異物が侵入しない構造	
3[2]	2.5 mm 超過の固形異物に対して保護を施した回転機	直径 2.5 mm を超える道具やワイヤが，外被内部の導電部分や回転部分に接触したり接近したりしない構造 直径 2.5 mm 超過の固形異物が侵入しない構造	
4[2]	1 mm 超過の固形異物に対して保護を施した回転機	直径 1 mm 超過のワイヤまたは小薄片が，外被内部の導電部分や回転部分に接触したり接近したりしない構造 直径 1 mm 超過の固形異物が侵入しない構造	
5[3]	じんあい（塵埃）に対して保護を施した回転機	外部からの物体が，外被内部の導電部分や回転部分に接触したり接近したりしない構造 じんあいの侵入を極力阻止し，たとえ侵入しても正常な運転に支障がない構造	
6[3]	じんあい（塵埃）に対して高度な保護を施した回転機	じんあいの侵入を阻止した構造	

注[1] この欄の説明は，保護の形式を規定するために使用するのは適当ではない。
[2] 固形異物の大きさは，互いに直角の三方向において定義欄にある数値を超えるもの。
[3] じんあいの材質，大きさなどがわかっている場合，試験条件は製造者と注文者間の協定による。

6.4 保護の程度（第2数字記号）

(1) 第2数字記号は水の浸入に対する外被構造による保護の程度を示す。

表6の定義欄に第2数字記号によって示す各々の保護の程度について，外被構造による保護方式を示す。

開放通路空気冷却形回転機において，雨，雪，じんあいの侵入を防止または低減させて，屋外で運転できるような構造にしたものを屋外形とし，記号Wで示す。

(2) 第2数字記号が6以下の場合，その数字の示す保護の程度は，それより以下の保護の程度をすべて満足する。したがって，疑わしい場合を除き，それより下位の保護の程度を検証する試験は不要である。第2数字

が7,8に対して,その数字の示す保護の程度は,それより以下の保護をすべて満足することを意味するものではない。

表6 第2数字記号で示す保護の程度

第2数字記号	保護の程度		試験条件
	概要[1]	定義	
0	保護を施していない回転機	水の浸入に対して特別の保護を施していない構造	試験不要
1	落下する水滴に対して保護を施した回転機	鉛直方向に落下する水滴によって有害な影響を受けない構造	表8
2	鉛直から15°以内に落下する水滴に対して保護を施した回転機	通常の設置位置から15°までに機械を自由に傾けた場合に,鉛直方向に落下する水滴によって有害な影響を受けない構造	
3	散水に対して保護を施した回転機	鉛直から60°以内の角度で落下する散水状態の水によって有害な影響を受けない構造	
4	飛まつに対して保護を施した回転機	いかなる方向からの飛まつによっても有害な影響を受けない構造	
5	噴水流に対して保護を施した回転機	いかなる方向からのノズルによる噴流によっても有害な影響を受けない構造	
6	波浪に対して保護を施した回転機	波浪または強力なジェット噴流によっても有害な影響を与えるだけの水が機内に浸入しない構造	
7	浸水に対して保護を施した回転機	規定の水圧,時間で水中に浸したとき,有害な影響を与えるだけの水が機内に浸入しない構造	
8	水中の使用に対して保護を施した回転機	製造者が規定した条件下の水中で,連続的に運転できる構造[2]	

注[1] この欄の説明は,保護の形式を規定するために使用するのは適当ではない。
 [2] 通常これは回転機が密封していることを意味するが,運転に支障のない程度の水の浸入を認める場合もある。

6.5 表示

保護の程度を表す文字記号と数字記号は,定格銘板または外被上に表示する。

各部品の保護の程度が同一でない場合は,少なくとも保護の程度が最も低いものを表示し,必要に応じて,それより上位の保護の程度を,その適用部分を引用して表示する。据付方法が保護の程度に影響を与える場合は,製造者は定格銘板または取扱説明書に,保護の程度に応じた据付方法を表示する。

> 備考 一般に定格銘板は,スペースが限られているため,最低の保護の程度しか表示できない。したがって,その他の保護の程度は提出文書または取扱説明書に表示する。

外扇と水抜孔の保護の程度が低い場合,それらを定格銘板または取扱説明書に示す必要はない。

6.6 試験に関する一般的要件

この規格に規定した試験は原則として形式試験であり,標準機またはそのモデル機に対して適用する。適用が困難な場合,確認の方法と試験法は製造者と注文者の協定による。

別に規定がない限り,被試験機は新品で汚れておらず,すべての部品を装備し,かつ,製造者が規定した方法で据付けなければならない。

第1数字記号および第2数字記号が1,2,3,4の場合は外観検査だけでよい。ただし,疑わしい場合は試験を行う。

6.7 適切な間隔

この規格に示す以下の試験要領において適切な間隔とは次のような意味をもつ。

(1) 定格電圧がAC 1 000 VまたはDC 1 500 Vを超えない回転機　試験用具(鋼球,試験指,鋼線など)が,

軸などの平滑な部分を除く回転部や導電部に触れないこと。

(2) 定格電圧がAC 1 000 VまたはDC 1 500Vを超える回転機　試験用具を最も厳しい場所にセットしたとき，耐電圧試験（**6.9.2**(2)参照）に耐えること。ただし，十分な間隔があって，この試験を満足することが明らかな場合は，試験を省略することができる。

6.8　第1数字記号に関する試験

第1数字記号に関する試験とその合格条件は，表**7**による。

第1数字記号5と6のダスト試験は，運転中と停止中の機内圧力の差（ファン効果によって生じる）が2 kPa以下のとき，主軸を停止して行う。もし圧力差が2 kPaより大きいときは，ダスト試験中機内圧力をその値に従って減圧しなければならない。または，主軸を定格速度で回転させて試験を行う。

表7　第1数字記号に関する試験と合格条件

第1数字記号	試験と合格条件
0	試験せず
1	鋼球試験 　外被の開口部に，$50_0^{+0.05}$ mm径の鋼球を45 N～55 Nの力で押し付けて試験を行う。 　鋼球がいかなる開口部も通り抜けず，機内の通電部分や回転部分との間に適切な間隔を保っていなければならない。
2	(a)　試験指試験 　図**13**に示す金属製の試験指を用いて試験を行う。この試験指の両接合部は各指の軸に関して同一方向に90°曲げることができる。 　試験指は10 N以下の力で外被のあらゆる開口部に押し付け，中に入った場合はあらゆる方向に動かしてみる。 　このとき，試験指と外被内の通電部分または回転部分との間に，適度な距離が保たれていれば，保護は十分であり，平滑なシャフトと危険でない部分に触れても許容できる。 　この試験では，内部の可動部分は可能であればゆっくりと回転させてもよい。 　低電圧機の試験においては，試験指と機内の通電部分の間に，低電圧源（40 V以上）と適切な電球を直列に接続する。通電部分がワニスもしくはペイントだけで被われているかまたは酸化被膜もしくは類似の処置で保護されている場合は，この保護膜に金属はくをかぶせ通電部分と接続し，試験を行う。このとき，電球が点灯してはならない。 　高電圧機においては，適切な間隔は耐電圧試験または**6.7**(2)に従って距離を測定して確認する。 (b)　鋼球試験 　外被の開口部に$12.5_0^{+0.05}$ mm径の鋼球を27 N～33 Nの力で押し付けて試験を行う。 　鋼球がいかなる開口部も通り抜けず，機内の通電部分や回転部分との間に適切な間隔を保っていなければならない。
3	鋼線試験 　$2.5_0^{+0.05}$ mm径のまっすぐな鋼線または丸棒を，2.7 N～3.3 Nの力で押し付けて試験を行う。鋼線または丸棒の端部はまくれがなく，長さ方向に対して直角でなければならない。 　この際，鋼線または丸棒が機内に入ってはならない。
4	鋼線試験 　$1_0^{+0.05}$ mm径のまっすぐな鋼線を，0.9 N～1.1 Nの力で押し付けて試験を行う。鋼線の端部はまくれがなく，長さ方向に対して直角でなければならない。 　この際，鋼線が機内に入ってはならない。

5	(a) ダスト試験 図14に示した基本的な原理図による装置を用いて試験を行う。タルク粉は，試験容器内に浮遊状態に保たれている。タルク粉は50 μm径の線を用いた線間隔75 μmの正方形メッシュの金網を通るものとする。その量は試験室の容積1 m³につき2 kgとする。タルク粉は20回を超えて試験に使用してはならない。 電気機器は普通の運転サイクルでは機内の圧力が周囲の圧力より低くなる。この減圧は例えば加熱サイクルによるものである。 試験容器内に被試験機を置き，被試験機内の圧力を真空ポンプによって下記の条件のもとで周囲圧力より低く保つ。 もし外被に水抜孔が一つあり，その水抜孔が通常の運転時に開かれている場合は，試験のために特別に準備した孔に，吸気パイプを接続する（**6.3**(4)参照）。 この試験は，少なくとも機内空気容積の80倍の空気を，適切な減圧によって，1時間当たり60倍を超えない割合で排出して行う。このとき，図14に示すマノメータの値は，いかなる場合も2 kPaを超えてはならない。 もし，機内空気を1時間当たり機内容積の40〜60倍の割合で排出するときは少なくとも2時間の試験を行う。また，最大減圧が2 kPaであっても，排出速度が1時間当たり機内容積の40倍未満のときは，排出量が機内容積の80倍に達するまで，または8時間の試験を行う。 試験容器内で被試験機全体を試験することが困難な場合は，次のいずれかの試験を行う。 (i) 本体と独立して密閉してある部分（端子箱，スリップリング室など）の試験を行う。 (ii) 端子，スリップリングなど，運転時傷つきやすい部品を正規に取付けた状態で，開閉扉，通気用開口部，接合部，軸シールなどの回転機の主要部分を対象とする試験を行う。 (iii) 実機と同一設計内容の小形機で試験を行う。 (iv) 製造者と注文者間の協定により決定した条件で試験を行う。 (ii)と(iii)において，試験中に排出する空気の容積は，実機に対して規定した量と同じである。じんあいが通常の種類（例えば非導電性，非燃焼性，非爆発性または非化学的腐食性）の場合，タルク粉は正常な運転ができない程の量および場所に堆積してはならない。 (b) 鋼線試験 水抜孔がある場合，第1数字記号が4の場合と同一の方法で，すなわち1 mm径の鋼線を用いて試験を行う（**6.3**(4)参照）。
6	5(a)に従って試験を行う。 検査の結果タルク粉が機内にあってはならない。

6.9 第2数字記号に関する試験

6.9.1 試験条件 第2数字記号に関する試験条件は，表8による。

試験に使用する水は，淡水とする。試験中に，機内の湿気が一部凝縮するかもしれないので，結露水を浸入した水と誤ってはいけない。

機械の表面積の計算誤差は，10%以内とする。

可能なら定格回転速度で試験を行う。機械的駆動または通電することにより回転させる。回転試験を行うときは十分な安全策を施さなければならない。

表8 第2数字記号に関する試験

第2数字記号	試験条件
0	試験せず
1	この試験は，図15に示す装置で行う。散水量は散水具の全域にわたって一様であること。また，毎分3 mmないし5 mmの割合で降水量を生じるものであること。 被試験機は散水具の直下で正常の使用位置に設置し，散水具の底面はその被試験機の底面よりも大きくする。試験中の外被の支えは，外被の底面よりも小さくする。ただし，壁取付け形または天井取付け形機器の場合は，壁または天井に接触する機器の面と同一寸法の木製板の上に正常の使用状態に取付ける。 試験時間は，10分とする。
2	散水装置は第2数字記号1に規定したものと同一とし，散水量も同じように調整する。 被試験機は前後左右に15°傾けた位置で，それぞれ2.5分間試験を行う。 全試験時間は，10分とする。

	3	散水管の半径が1.0 mを超えない場合，図16に示す装置を用いる。 この条件が満たされないときは，図17に示す手持ち式の注水具を使用するものとする。 (a) 図16に示す試験装置を用いる場合の試験条件 　　散水量は，散水孔一箇所当たり0.067 ～ 0.074 l/minに調整する。総散水量を流量計で計測すること。 　　散水管は中心から左右両側に60°の円弧角にわたって多数の散水孔を配置し，垂直に固定する。被試験機は，ターンテーブル上に据付けて，半円状の散水管のほぼ中心に置き，適切な速さで回転させて，外被構造全体がぬれるようにする。 　　試験時間は，10分以上とする。 (b) 図17の試験装置を用いる場合の試験条件 　　この試験装置には，図のような可動遮へい板を設置すること。水圧は水量が10 ± 0.5 l/minの割合で供給されるように調整する（このときの水圧は約80 ～ 100 kPaとなる。）。 　　試験時間は，据付部と冷却フィンの面積を除いた被試験機の表面積1 m² 当たり1分，最小5分とする。
	4	第2数字記号3と同一の条件に従って試験装置を決定する。 (a) 図16の装置を用いる場合の試験条件 　　散水管は半円の180°範囲にわたって散水孔を配置したものとする。 　　試験時間，ターンテーブルの回転，水圧はいずれも第2数字記号3と同一である。被試験機の取付け台は，散水を妨げないように格子状とし，外被に対して散水管を毎秒60°の速度で両方向に可動範囲いっぱいに振って，すべての方向から水を吹きつける。 (b) 図17の装置を用いる場合の試験条件 　　可動遮へい板を噴出ノズルから取り外し，被試験機にあらゆる方向から水を吹きつける。被試験機単位面積当たりの散水量と時間は，第2数字記号3と同一とする。
	5	図18に示す標準試験ノズルを用いて，被試験機に対してあらゆる方向から注水する。このときの条件は下記のとおりである。 　　ノズル内径：6.3 mm 　　注水量：11.9 ～ 13.2 l/min 　　ノズル口での水圧：約30 kPa[1] 　　被試験機の表面積1 m² 当たりの試験時間：1分 　　最小試験時間：3分 　　ノズルから被試験機表面までの距離：約3 m[2] 　　（上方に向けて注水するときは，この距離を縮めることができる。）
	6	図18に示す標準試験ノズルを用いて，被試験機に対してあらゆる方向から注水する。このときの条件は下記のとおりである。 　　ノズル内径：12.5 mm 　　注水量：95 ～ 105 l/min 　　ノズル口での水圧：約100 kPa[1] 　　被試験機の表面積1 m² 当たりの試験時間：1分 　　最小試験時間：3分 　　ノズルから被試験機表面までの距離：約3 m[2]
	7	被試験機全体を下記の条件に従って水中に浸す。 　　被試験機の最上部の水深：150 mm以上 　　被試験機の最低部の水深：1 m以上 　　試験時間：30分以上 　　水温と被試験機の温度との差：5 K以下 この試験は，製造者と注文者間の協定によって以下に替えることができる。 被試験機内の気圧を約10 kPaにし，試験中に機内の空気が外に漏れないこと。試験時間は1分とする。空気の漏れは，水中に浸漬させるか，せっけん水を用いて確かめる。
	8	この試験条件は，製造者と注文者間の協定によるが，第2数字記号7に記載した内容よりゆるやかであってはならない。
注[1]		水圧の測定は，ノズルからの噴水が自然にあがる下記の高さに置き換えてもよい。 　　圧力　　　　　　　　高さ 　　30 kPa　　　　　　　2.5 m 　　100 kPa　　　　　　　8 m
[2]		第2数字記号5と6の試験の場合，被試験機とノズルとの距離は，実用上の理由から3 mとしたが，方向によりこの距離は縮めてもよい。

6.9.2 合格条件 表 8 に基づいて試験を行ったのち,被試験機内への水の浸入について検査し,以下の確認と試験を行わなければならない。

(1) 機内に入った水によって運転に支障がないこと。また,耐湿設計をしていない巻線や通電部がぬれたり,たまった水がこれらに届いてはならない。

ただし,回転機内部のファンの羽根はぬれてもよく,内部に入った水が排水できるようになっていれば,軸に沿って水が入ってもよい。

(2) 停止中に試験を行った場合は,定格電圧で 15 分間無負荷運転を行った後,耐電圧試験を行わなければならない。試験電圧は新しい機器の試験電圧の 50%とする(ただし,定格電圧の 125%以上とする)。

(3) 回転中に試験を行った場合は,6.9.2(2)に従って耐電圧試験のみを行う。

6.10 開放通路空気冷却屋外形回転機に関する要求事項および試験

屋外形回転機は,通電部への雨・雪・空気中の異物などの侵入を少なくするように設計しなければならない。屋外形回転機の記号 W は,開放通路空気冷却式の回転機(冷却の程度が IC 0 X ～ IC 3 X のもの)についてのみ使用し,全体カバー,モールド絶縁など,その他の屋外対策については,記号 W による指定は行わない。

屋外形回転機の通風路は,次のように構成する。

(1) 入口側および出口側の通風路から,高速の空気または異物が回転機の通電部に直接入らないようにしなければならない。

(2) 入口側風道は,邪魔板か分割式ハウジングによって,少なくとも 3 回は通風方向が 90°以上急変するような構造でなければならない。

(3) 入口側風道は,異物を落下させるために風速が 3 m/s を超えない領域を備えなければならない。

着脱式または清掃容易なフィルタなど,異物除去のための装置を代わりに備えてもよい。

接触,異物の侵入,水の浸入などに対する回転機の保護は,指定された保護の程度に従う。端子箱の設計は,少なくとも IP 54 の外被の程度に従うものでなければならない。

氷結,蒸気,腐食などに対する保護が必要な場合は製造者と注文者間の協定による(例えば,結露防止用ヒータを用いるなど)。

屋外形 W の確認方法は,図面審査でよい。

単位 mm

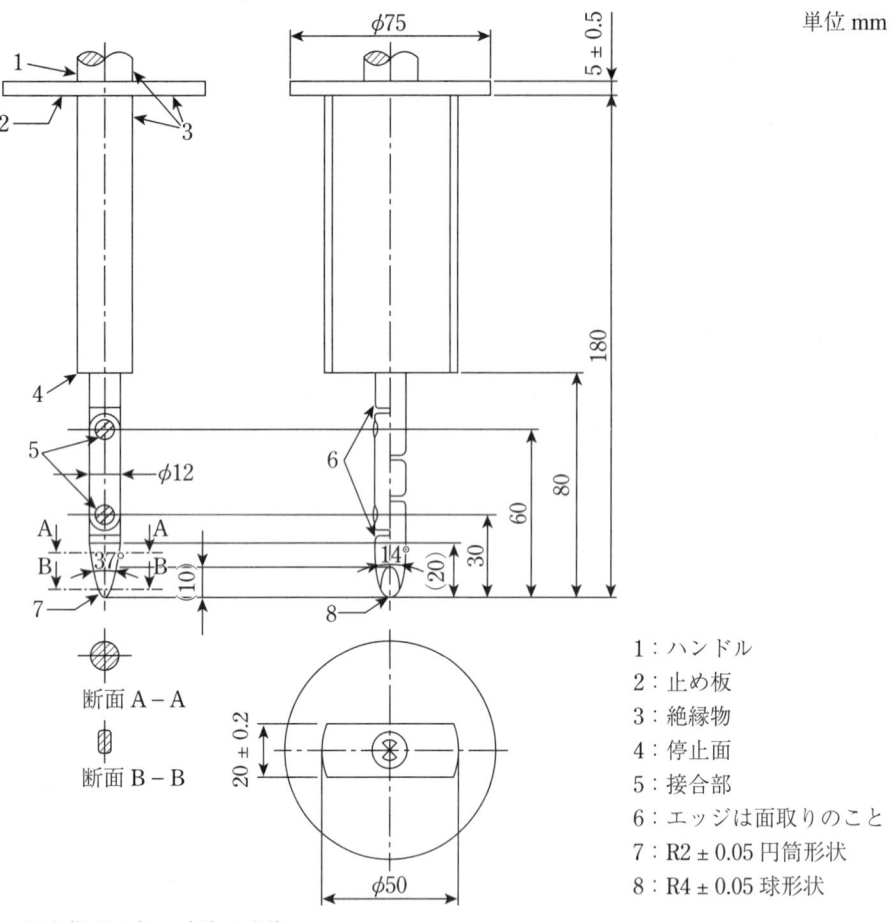

1：ハンドル
2：止め板
3：絶縁物
4：停止面
5：接合部
6：エッジは面取りのこと
7：R2 ± 0.05 円筒形状
8：R4 ± 0.05 球形状

図中指示の無い寸法の公差
　角度　$^{+10}_{0}$
　寸法　25 mm 以下：$^{0}_{-0.05}$ mm
　　　　25 mm 超　：± 0.2 mm
　試験指の材料：一般構造用炭素鋼等

この試験指は，2箇所の接合部で同一な方向に 90°$^{+10}_{0}$ の角度に曲がる。ピンと溝機構は，曲げ角度を 90° に制限する一方法であり，ここではこれらの詳細な寸法，公差は示さない．実際の構造では，0° から＋10° の公差付きで確実に 90° 曲がらなければならない。

図 13　試験指

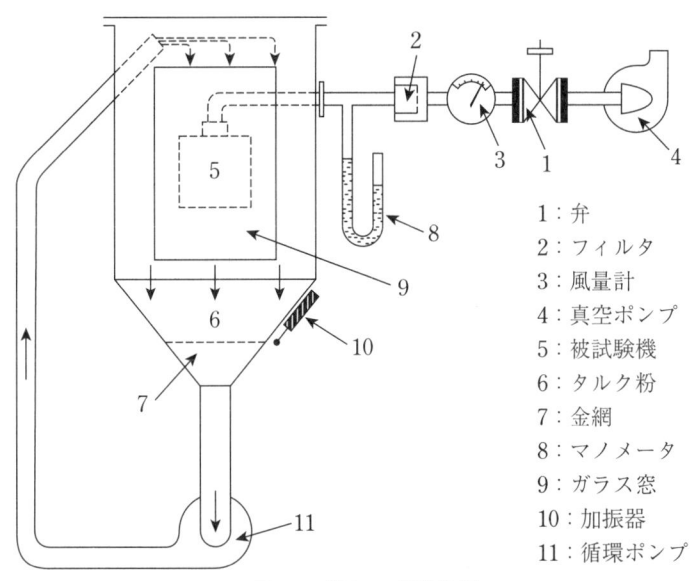

図14 防じん試験装置

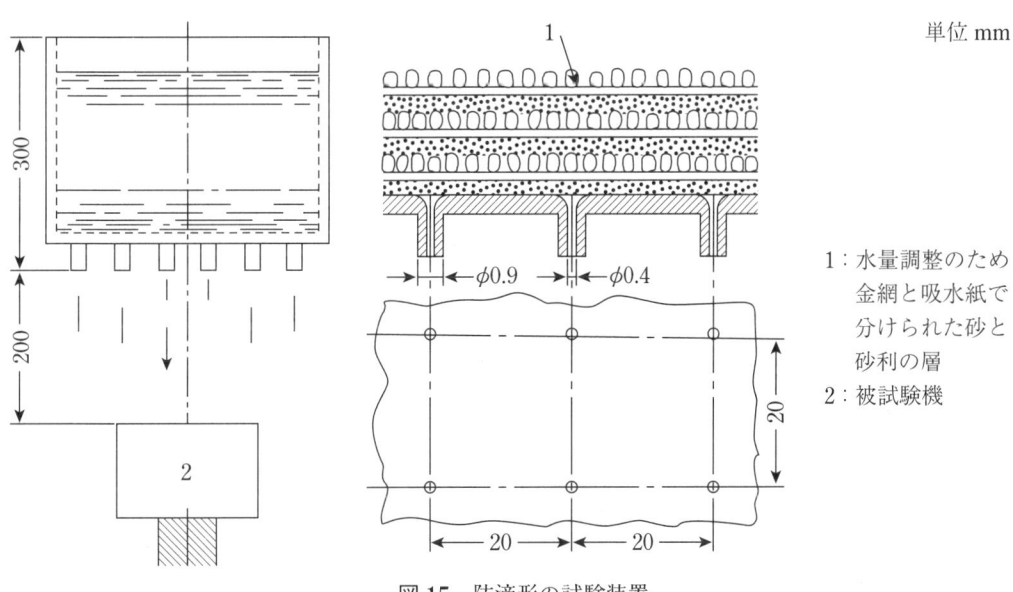

1：弁
2：フィルタ
3：風量計
4：真空ポンプ
5：被試験機
6：タルク粉
7：金網
8：マノメータ
9：ガラス窓
10：加振器
11：循環ポンプ

単位 mm

1：水量調整のため金網と吸水紙で分けられた砂と砂利の層
2：被試験機

図15 防滴形の試験装置

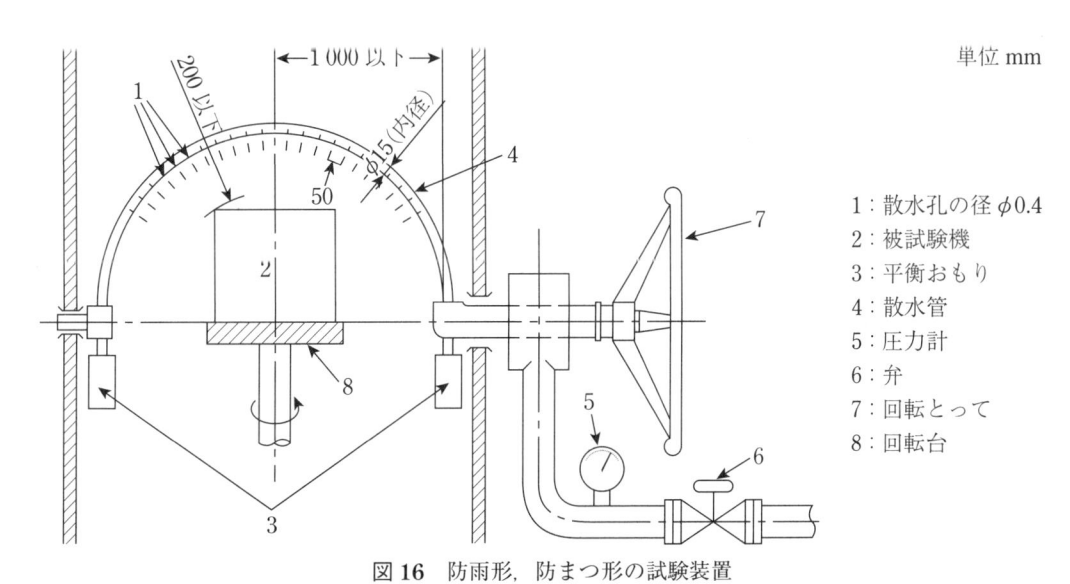

単位 mm

1：散水孔の径 φ0.4
2：被試験機
3：平衡おもり
4：散水管
5：圧力計
6：弁
7：回転とって
8：回転台

図16 防雨形，防まつ形の試験装置

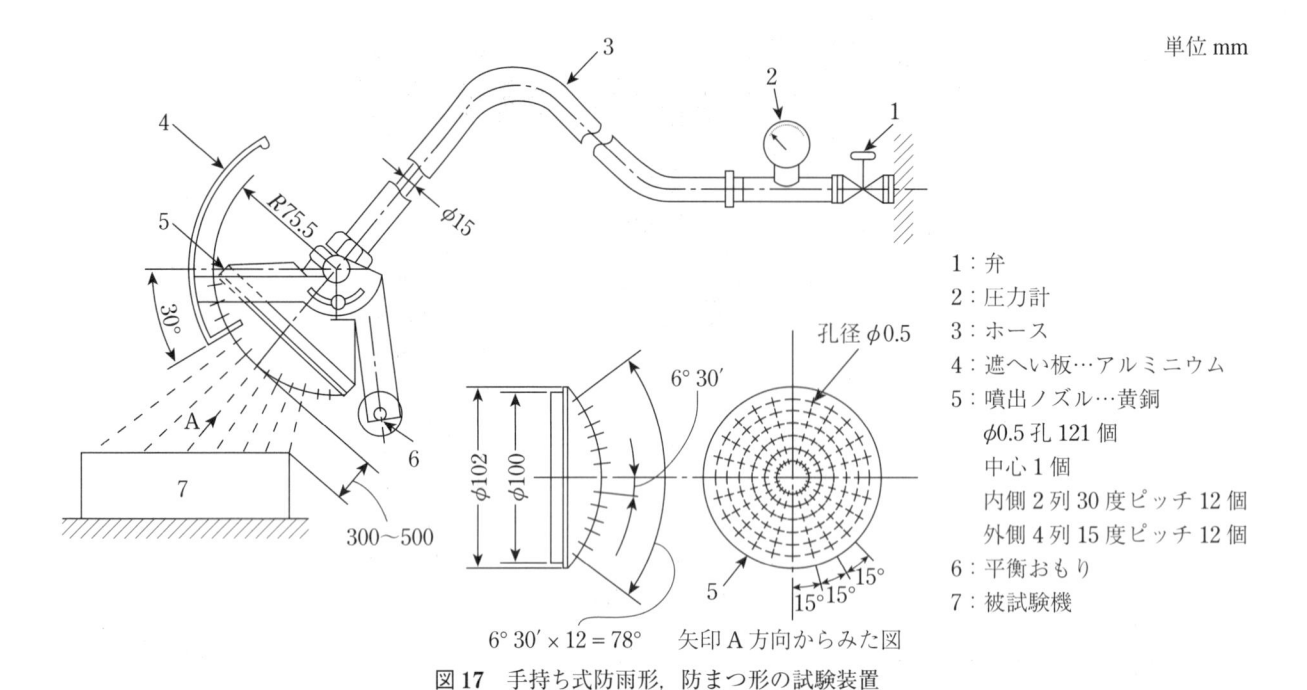

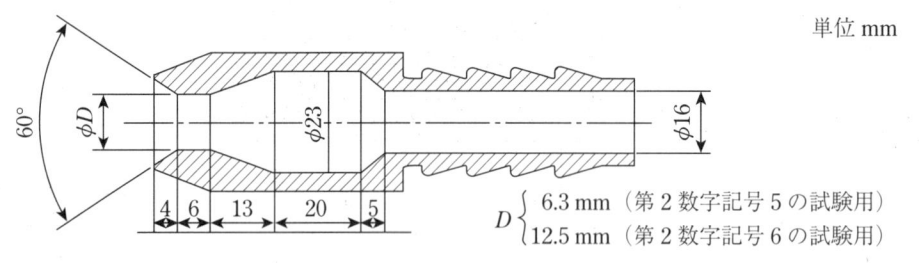

図17 手持ち式防雨形，防まつ形の試験装置

1：弁
2：圧力計
3：ホース
4：遮へい板…アルミニウム
5：噴出ノズル…黄銅
　ϕ0.5孔 121個
　中心 1個
　内側 2列 30度ピッチ 12個
　外側 4列 15度ピッチ 12個
6：平衡おもり
7：被試験機

$D \begin{cases} 6.3\text{ mm}（第2数字記号5の試験用）\\ 12.5\text{ mm}（第2数字記号6の試験用）\end{cases}$

図18 防噴流形，防波浪形の試験装置

7. 冷却方式による分類

7.1 冷却方式による分類

回転機の冷却方式は，次の形式の組合せによって分類する。

(1) 冷媒の通路および熱放散の種類による形式
(2) 冷媒の種類による形式
(3) 冷媒の送り方による形式

7.2 表示記号

冷却方式を示す表示記号は，文字記号ICとそれに引き続く冷媒通路の形式，冷媒の種類の形式および冷媒の送り方の形式を示す数字記号ならびに文字記号とで構成する。

完全記号方式と簡易記号方式があり，前者は主として後者が適用できない場合に使用する。回転機の冷却方式の表示記号は，次に示すような文字記号と数字記号とからなる。

7.2.1 表示記号の配列
表示記号は，完全記号の例としてIC 8A1 W7，簡易記号としてIC 81 Wを使用して以下に示す。

```
                    完全記号────────────────────── IC 8 A 1 W 7
                    簡易記号──────────────────────  IC 8   1 W
(1) 文字記号──────────────────┘ │ │ │ │ │
(2) 通路方式──────────────────── ┘ │ │ │ │
```

7.3 に規定した冷媒通路方式を示す一つの数字記号によって表す。

(3) 一次冷媒─────────────────────┘ │ │ │

7.4 に規定した冷媒を示す一つの文字記号によって表す。

文字記号が A の場合は，簡易記号では省略する。

(4) 一次冷媒の送り方──────────────────┘ │ │

7.5 に規定した冷媒の送り方を示す一つの数字記号によって表す。

(5) 二次冷媒────────────────────────┘ │

二次冷媒がある場合は，7.4 に規定した冷媒を示す一つの文字記号によって表す。

文字記号が A の場合は，簡易記号では省略する。

(6) 二次冷媒の送り方────────────────────┘

二次冷媒がある場合は，7.5 に規定した冷媒の送り方を示す一つの数字記号によって表す。二次冷媒として水（W）を使用し，数字記号が 7 の場合は簡易記号では省略する。

　備考　完全記号と簡易記号を区別するために，次の規則を用いることができる。
　　　　完全記号では，文字記号 IC に引き続き，3 または 5 個の数字または文字が存在する。通常の配列は数字，文字，数字，（文字，数字）である。
　　　　　例：IC 3A1，IC 4A1A1，IC 7A1W7
　　　　簡易記号は，文字記号 IC に引き続き，2 または 3 個の数字の連続，または，末尾に文字が存在する。
　　　　　例：IC 31，IC 411，IC 71 W

7.2.2 表示記号の適用　表示記号は，簡易記号を使用する。完全記号は主として簡易記号が適用できない場合に使用する。

7.2.3 回転機の異なる部分に対して同一冷媒通路方式を適用する場合の記号　回転機の異なる部分に同一の通路方式で異なった冷媒または，異なった冷媒の送り方を適用する場合がある。これらの場合は，回転機の各々の部位の後に該当する記号を表す。

回転子，固定子で異なる冷媒および冷媒の送り方に対する例：

　回転子：IC 7H1 W　　　　固定子：IC 7W5 W　················（簡易記号）
　回転子：IC 7H1 W 7　　　固定子：IC 7W5 W 7　··············（完全記号）

回転機の異なる冷媒および冷媒の送り方に対する例：

　発電機：IC 7H1 W　　　　励磁機：IC 75 W　·················（簡易記号）
　発電機：IC 7H1 W 7　　　励磁機：IC 7A5 W 7　··············（完全記号）

7.2.4 回転機の異なる部分に対して異なった冷媒通路方式を適用する場合の記号　回転機の異なる部分に対して，異なった冷媒通路方式を適用する場合がある。これらの場合は，回転機の各々の部位の後に該当する記号を斜線で区切って表す。

　例：発電機：IC 81 W　 / 励磁機：IC 75 W　··················（簡易記号）
　　　発電機：IC 8A1 W 7 / 励磁機：IC 7A5 W 7　··············（完全記号）

7.2.5 直接冷却巻線の記号　直接冷却（内部冷却）巻線の場合は，これを示す表示記号の部分を括弧に入れる。

　　例：回転子：IC 7H1 W　　　固定子：IC 7(W5) W ……………………………（簡易記号）
　　　　回転子：IC 7H1 W7　　固定子：IC 7A(W5) W 7 ……………………………（完全記号）

7.2.6 予備または非常時冷却状態の記号　予備または非常時の冷却には，異なった冷却通路方式を適用する場合がある。これらの場合は，通常時の冷却方法に対する表示記号に引き続いて，非常時または，予備の文字および文字記号 IC を含む冷却システムの表示記号を括弧に入れて表す。

　　例：IC 71 W（非常 IC 01）………………………………………………………………（簡易記号）
　　　　IC 7A1 W 7（非常 IC 0A1）…………………………………………………………（完全記号）

7.2.7 組合せ記号　**7.2.3** から **7.2.6** までの条件が二つ以上組み合わされている場合は，上記のそれぞれ該当する表示記号を組み合わせて表すことができる。

7.2.8 数字記号の置き換え　数字記号が決定していないか，または特別の用途において特に決めることを求めていない場合には，その数字記号を X に置き換えて表す。

　　例：IC 3X，IC 4XX

7.2.9 表示記号例および図例　回転機で通常使用する代表的ないくつかの例について，それぞれの表示記号と該当する概略図を表 12 ～表 14 に示す。

7.3 冷媒通路方式を示す数字記号

冷媒の循環や回転機からの熱の移動のための冷媒通路方式は，基本記号 IC に引き続いて，表 9 による通路を示す記号によって表す。

表9 冷媒通路方式

数字記号	名　称	定　義
0[1]	自由通流	冷媒は直接周囲媒体から外被にある開口部を通じて自由に取り入れ，回転機を冷却してから，自由に直接周囲媒体に戻す（開放通路）。
1[1]	入口管または入口ダクト通流	冷媒は回転機から離れたところにある媒体から取り入れ，入口管または入口ダクトを経て回転機へ導き，回転機を通って直接周囲媒体へ戻す（開放通路）。
2[1]	出口管または出口ダクト通流	冷媒は直接周囲媒体から取り入れ，回転機を通ってから，出口管または出口ダクトを経て，回転機から離れたところにある媒体へ放出する（開放通路）。
3[1]	両側管または両側ダクト通流	冷媒は回転機から離れたところにある媒体から取り入れ，入口管または入口ダクトを経て回転機へ導き，回転機を通ってから，出口管または出口ダクトを経て，回転機から離れたところにある媒体へ放出する（開放通路）。
4	外被表面冷却形	一次冷媒は回転機中の閉じた通路を循環し，固定子鉄心や他の熱を伝える部分を介した熱の伝達に加えて，外被表面を通じて，周囲媒体である最終冷媒にその熱を伝える。外被は，平坦であってもよいし，熱伝達を改善するための外扇ガイド付きまたはガイド無しのリブがあってもよい。
5[2]	作り付け熱交換器形（周囲媒体を利用）	一次冷媒は閉じた通路内を循環し，回転機に作り付けた熱交換器を介して，周囲媒体である最終冷媒にその熱を伝える。
6[2]	取付け熱交換器形（周囲媒体を利用）	一次冷媒は閉じた通路内を循環し，回転機に直接取付けた熱交換器を介して，周囲媒体である最終冷媒にその熱を伝える。
7[2]	作り付け熱交換器形（遠方媒体を利用）	一次冷媒は閉じた通路内を循環し，回転機に作り付けた熱交換器を介して，遠方媒体である二次冷媒にその熱を伝える。
8[2]	取付け熱交換器形（遠方媒体を利用）	一次冷媒は閉じた通路内を循環し，回転機に直接取付けた熱交換器を介して，遠方媒体である二次冷媒にその熱を伝える。
9[2][3]	別置き熱交換器形	一次冷媒は閉じた通路内を循環し，回転機とは別置きした熱交換器を介して，周囲媒体または遠方媒体である二次冷媒にその熱を伝える。

注(1) フィルタやラビリンスをちりこしや消音のために外被やダクトに設けることがある。数字記号の0から3は，周囲媒体より低い温度の媒体を取り入れるために熱交換器を通じて周囲媒体から冷媒を取り入れる回転機，または周囲温度をより低く保つために熱交換器を通じて冷媒を排出する回転機にも適用する。
(2) 熱交換器の種類は指定しない（平滑またはリブ付管，その他）。
(3) 別置き熱交換器は，回転機のそばに置く場合と，回転機から離れた位置に置く場合がある。
気体の二次冷媒は，周囲媒体の場合と，遠方媒体の場合がある（表14参照）。
備考　冷媒が空気の場合，通流を通風としてもよい。

7.4 冷媒に対する文字記号

(1) 冷媒（**7.2.1**(3)および**7.2.1**(5)参照）は，表10の文字記号の一つで表す。

表10 冷媒の種類

文字記号	冷　媒
A（**7.4**(2)参照）	空　気
F	フロン
H	水　素
N	窒　素
C	二酸化炭素
W	水
U	油
S（**7.4**(3)参照）	その他の冷媒
Y（**7.4**(4)参照）	未規定の冷媒

(2) 単一の冷媒が空気の場合，または二つの冷媒があるときに，一方または両方の冷媒が空気の場合には，冷媒を表す文字記号Aは簡易記号のときには省略する。

(3) 文字記号Sに対しては冷媒を何らかの形，例えば技術資料または仕様書で規定するものとする。

例：IC3S7，Sは仕様書で規定。

(4) 冷媒を最終的に選定したときには，一時的に用いた文字記号Yは最終の文字記号に置き換えるものとする。

7.5 冷媒の送り方に対する数字記号

冷媒を表す文字記号に続く数字記号は，表11に示すように冷媒の送り方（**7.2.1**(4)および**7.2.1**(6)参照）を定める。

表11 冷媒の送り方

数字記号	名　　称	定　　義
0	自由対流	冷媒の流れは温度差による。回転子のファン作用は無視できる。
1	自力通流	冷媒は回転子自身のファン作用によるか，もしくはこの目的のために軸に直接作り付けられた部品，または主機の回転子によって機械的に駆動されるファンもしくはポンプのいずれかによって主機の回転速度に応じて通流する。
2 3 4		予備番号
5[1]	他力通流 （作り付け装置による通流）	冷媒は，主機から独立して駆動される作り付け装置によって流れ，その動力は主機の回転速度とは無関係である。例えば，主機とは別な電動機によって駆動する内部ファンまたはポンプによる通流。
6[1]	他力通流 （取付け装置による通流）	冷媒は，主機に取付けた装置によって流れ，その動力は主機の回転速度とは無関係である。例えば，主機とは別な電動機によって駆動する主機取付けファンまたはポンプによる通流。
7[1]	他力通流 （別置き装置による通流）	冷媒の流れは，別置きした電気的もしくは機械的装置によるか，または，冷媒循環システムの圧力による。例えば，給水システムまたはガス圧力による通流。
8[1]	相対通流	冷媒の流れは，冷媒と回転機との相対的運動による。冷媒内を回転機が運動するかまたは周囲冷媒（空気または液体）が流れるかのいずれかによる。
9[1]	その他の形式	冷媒の送り方を上記以外の方法で行う。冷媒の送り方を詳細に記述すること。

注(1) 冷媒通流源としての独立した装置を使用しても，回転子のファン作用または，主機の回転子に直結された補助ファンがあってもよい。
備考 冷媒が空気の場合，通流を通風としてもよい。

7.6 一般に使用する表示記号

ここでは，一般に使用するいくつかの形式の回転機に対し，簡易記号・完全記号を，図を用いて説明する。

(1) 冷媒通路の形式

数字記号0，1，2，3 ・・・ 表12

（冷媒として周囲媒体または遠方媒体を使用した開放通路）

数字記号4，5，6 ・・ 表13

（一次冷媒は閉鎖通路形，二次冷媒は周囲媒体を使用する開放通路）

数字記号7，8，9 ・・ 表14

（一次冷媒は閉鎖通路形，二次冷媒は遠方媒体または周囲媒体を使用する開放通路）

(2) 表についての一般的な説明

表12～表14において，横の列は冷媒通路の形式に対する数字を示し，縦の段は冷媒の送り方に対する数字記号を示す。

略図は冷却空気が反駆動側から駆動側へ流れる例を示す。回転機の設計，すなわちファンの配置・個数，ファン装置，出入口管・ダクトなどに応じて，空気の流れは逆方向であってもよいし，両端から入って中央から出てもよい。

表の各ます目の上部左側に簡易記号，右側に完全記号を，空気および（または）水を冷媒として示す。

(3) 略図に使用した記号

- ⊟ ＝ 主機と一体のファンまたは回転機に取付けられた従属ファン
- ■ ＝ 独立した通流装置
- ⇠ ＝ 回転機の一部ではないダクトまたは管

表12 冷媒として周囲媒体または遠方媒体を使用した開放通路形の例

冷媒の通路に対する数字記号（7.3参照）				冷媒の送り方に対する数字記号（7.5参照）
0 自由通流 （周囲冷媒使用）	1 入口管または入口ダクト通流 （遠方冷媒使用）	2 出口管または出口ダクト通流 （周囲冷媒使用）	3 両側管または両側ダクト通流 （遠方冷媒使用）	
IC 00　IC 0A0				自由対流　　0
IC 01　IC 0A1	IC 11　IC 1A1	IC 21　IC 2A1	IC 31　IC 3A1	自力通流　　1
IC 05　IC 0A5	IC 15　IC 1A5	IC 25　IC 2A5	IC 35　IC 3A5	他力通流　　5 （作り付け装置） による通流
IC 06　IC 0A6	IC 16　IC 1A6	IC 06　IC 2A6	IC 36　IC 3A6	他力通流　　6 （取付け装置） による通流
	IC 17　IC 1A7	IC 27　IC 2A7	IC 37　IC 3A7	他力通流　　7 （別置き装置） による通流
IC 08　IC 0A8			IC 38　IC 3A8	相対通流　　8

表 13　一次冷媒は閉鎖通路形，二次冷媒は周囲媒体を使用する開放通路形の例

冷媒の通路に対する数字記号（**7.3** 参照）			冷媒の送り方に対する数字記号（**7.5** 参照）	
4 外被表面冷却形 （周囲冷媒使用）	5 作り付け熱交換器形 （周囲冷媒使用）	6 取付け熱交換器形 （周囲冷媒使用）	一次冷媒[1]	二次冷媒
IC 410　IC 4A1A0	IC 510　IC 5A1A0	IC 610　IC 6A1A0		自由対流　0
IC 411　IC 4A1A1	IC 511　IC 5A1A1	IC 611　IC 6A1A1		自力通流　1
				他力通流　5 (作り付け装置) (による通流)
IC 416　IC 4A1A6	IC 516　IC 5A1A6	IC 616　IC 6A1A6		他力通流　6 (取付け装置) (による通流)
				他力通流　7 (別置き装置) (による通流)
IC 418　IC 4A1A8	IC 518　IC 5A1A8	IC 618　IC 6A1A8		相対通流　8

注(1)　この表に示した例は二次冷媒の送り方に関するものである。この表の一次冷媒の送り方に対する数字記号は1と仮定している。ここに示していない別の設計でも IC コードを用いて指定できる。例えば，一次冷媒に対して，機器に取付けた独立のファンを用いた設計に対しては IC 616（IC 6A1A6）の代わりに IC 666（IC 6A6A6）となる。

表14 一次冷媒は閉鎖通路形，二次冷媒は遠方媒体または周囲媒体を使用する開放通路形の例

冷媒の通路に対する数字記号（**7.3** 参照）				冷媒の送り方に対する数字記号（**7.5** 参照）	
7 作り付け熱交換器形 （遠方冷媒使用）	8 取付け熱交換器形 （遠方冷媒使用）	9 別置き熱交換器形		一次冷媒	二次冷媒[1]
		二次冷媒 （液体，遠方冷媒）	二次冷媒 （気体，遠方または周囲冷媒）		
IC 70W　IC 7A0W7				自由対流　0	
IC 71W　IC 7A1W7	IC 81W　IC 8A1W7	IC 91W　IC 9A1W7	IC 917　IC 9A1A7	自力通流　1	
IC 75W　IC 7A5W7	IC 85W　IC 8A5W7	IC 95W　IC 9A5W7	IC 957　IC 9A5A7	他力通流　5 （作り付け装置による通流）	
IC 76W　IC 7A6W7	IC 86W　IC 8A6W7	IC 96W　IC 9A6W7	IC 967　IC 9A6A7	他力通流　6 （取付け装置による通流）	
		IC 97W　IC 9A7W7	IC 977　IC 9A7A7	他力通流　7 （別置き装置による通流）	
				相対通流　8	

注(1) この表に示した例は一次冷媒の送り方に関するものである。二次冷媒の送り方に対する数字記号は7と仮定している。ここに示していない別の設計でもICコードを用いて指定できる。例えば，二次冷媒に対して，回転機に取付けた独立のポンプ装置を用いた設計に対しては，IC 71W（IC 7A1W7）の代わりにIC 71W6（IC 7A1W6）となる。

8. 温 度 上 昇

8.1 回転機絶縁の耐熱クラス

8.1.1 耐熱クラス　回転機の絶縁システムは，その耐熱特性によって耐熱クラス90(Y)，105(A)，120(E)，130(B)，155(F)，180(H)，200，220および250と称する。

　　備考　JEC-6147-1992（電気絶縁の耐熱クラスおよび耐熱性評価）参照。
　　　　　なお，各耐熱クラスにおいて，そのクラスの絶縁システムの中にそのクラスより低い耐熱性の材料が用いてあっても，後者が単に構造上の目的に少量使用されていて，それが損じることがあっても全体として電気的および機械的性質を損なわないものは，そのクラスの絶縁とみなす。

8.1.2 各耐熱クラスの許容最高温度　各耐熱クラスに対する回転機絶縁の温度は，次に示す許容最高温度を超えてはならない。

耐熱クラス	許容最高温度（℃）
90（Y）	90
105（A）	105
120（E）	120
130（B）	130
155（F）	155
180（H）	180
200	200
220	220
250	250

　　備考　耐熱クラスの表記の括弧内の記号は，従来の表記法を示している。

8.1.3 異なる耐熱クラスの絶縁の混用　巻線の各部分に異なる耐熱クラスの絶縁を施している場合は，回転機各部分の温度上昇（**8.4**参照）を測定し，その値が表18に規定したそれぞれの耐熱クラスに対する温度上昇限度を超えてはならない。抵抗法によって巻線の温度上昇を定める場合には，この温度上昇は，高い許容最高温度を有する耐熱クラスの絶縁に対してのみ適用し，低い許容最高温度を有する絶縁を施した巻線部分に対しては，別に温度計法によって測定した温度上昇がそのクラスの絶縁の温度上昇を超えてはならない。

　　備考　回転機の巻線の温度上昇は一様ではなく，コイル絶縁，コイル間の接続または口出線の絶縁，コイル端の支持物絶縁，スロットのくさび，界磁巻線のカラーなどの各部分相互間では温度上昇にかなりの差がある。したがって，これらの部分全部に同クラスの絶縁を用いることは必ずしも必要ではない。例えば，コイル絶縁に耐熱クラス155（F）を用いた場合に，口出導体の一部に耐熱クラス130（B）を使用しても，回転機の運転特性および寿命に悪影響は必ずしもないと考えられる。悪影響のない場合には，この巻線の絶縁を耐熱クラス155（F）と称して差し支えない。しかし，そのためには温度上昇に関しては，**8.1.3**，**8.7**および**8.10**の規定に合致するばかりでなく，使用状態において口出部の絶縁が劣化，耐コロナ性，耐火性，伸縮性などの特性に関しても，使用上差し支えないことが必要である。

8.2 基準冷媒

回転機を冷却する各方式に対して使用する基準冷媒を表 15 に示す。

表 15 冷却方式および基準冷媒

項目	一次冷媒	冷却方式	二次冷媒	適用表番号	左欄記載の表が規定する限度	基準冷媒
1	空気	間接	なし	表 18	温度上昇	周囲空気（基準冷媒温度 40 ℃）
2	空気	間接	空気	表 18	温度上昇	周囲空気（基準冷媒温度 40 ℃）
3	空気	間接	水	表 18	温度上昇	回転機への入口の空気（基準冷媒温度 40 ℃）または周囲水（基準冷媒温度 25 ℃）[1]
注[1] 巻線が間接冷却であり，水冷熱交換器をもつ回転機は，基準冷媒として一次または二次冷媒のどちらかを使用することができる（定格銘板に関する情報として 14.1 を参照）。表面冷却式水中回転機または水ジャケット冷却式回転機は，基準冷媒として水冷媒を使用する。							

三次冷媒が用いられる場合，温度上昇は表 15 に指定されるように一次または二次冷媒の温度を基準として測定する。

> 備考　各回転機の基準冷媒や冷却方式には，他に空気による直接冷却や，水素や液体による冷却方式がある。それらについてはそれぞれの機種の個別規格で定める。
> 　　　また，回転機の異なる巻線に対して表 15 およびそれぞれの機種に関する個別規格で規定される異なる冷却方式を適用する場合，各々の巻線に対して異なる基準冷媒を適用できる。

8.3 温度上昇試験の条件

8.3.1 電源　交流電動機の温度上昇試験においては，電源の高調波電圧係数（HVF）は 0.015 を超えてはならない。また，零相分の影響のない場合に，逆相電圧が正相電圧の 0.5 % 未満でなければならない。

製造者と注文者の協定によって，逆相電圧の代わりに逆相電流を測定する場合には，逆相電流は正相電流の 2.5 % を超えてはならない。

8.3.2 温度上昇試験前の回転機の温度　巻線温度を抵抗の増加から決定する場合は，冷温時の巻線温度は冷媒と 2 K 以上の温度差があってはならない。

短時間定格（使用 S2）の回転機の場合，温度上昇試験開始前の回転機の温度と冷媒温度との差は，5 K 以内でなければならない。

8.3.3 冷媒温度　回転機は，任意の冷媒温度において試験することができる。表 21 を参照。

8.3.4 試験中の冷媒温度の測定　回転機の温度上昇試験中に冷媒温度が変化する場合は，温度計で等間隔に測定した記録から試験時間の最後の 4 分の 1 の期間における平均値を冷媒温度とする。

冷媒温度の変動に伴う大形回転機の温度変化の時間遅れによる誤差を少なくするため，あらゆる合理的な予防措置を講じて変動を最小限に抑えねばならない。

(1) 開放通路形回転機または熱交換器のない閉鎖通路形回転機（冷却は，周囲空気または気体による。）

回転機から 1～2 m 隔たった箇所で，回転機の床上高さのほぼ中央の高さに設置した数個の温度計によって測定する。各温度計は，回転機または他からの熱放射もしくは通風の影響を受けないように保護する。

(2) 換気ダクトを通じて取り入れる遠方の空気または気体によって冷却する回転機および別置きの熱交換器をもつ回転機

回転機への入口で一次冷媒温度を測定する。

(3) 取付け熱交換器または作り付け熱交換器をもつ閉鎖通路形回転機

一次冷媒温度は回転機への入口で測定する。二次冷媒温度は熱交換器への入口で測定する。

8.4 回転機各部分の温度上昇

8.5による適切な方法で測定した回転機の各部分の温度と，8.3.4に従って測定した冷媒温度との差を回転機のその部分の温度上昇（$\Delta\theta$）とする。

表18の温度上昇限度と比較する場合，可能であれば，温度は8.7に規定する温度上昇試験の終了時，回転機が回転を止める前に直ちに測定する。

これが可能でないとき，例えば抵抗法のうち直接抵抗法を使う場合は，8.6.2(3)に従う。

反復定格（使用S3～S8）の回転機に対しては，試験終了時の温度を試験の最終サイクルの最大の発熱を生じる期間の中央における温度とする（8.7.3参照）。

8.5 温度測定方法

回転機の巻線およびその他の部分の温度の測定方法には，次の3方法がある。

・抵抗法

・埋込温度計法（ETD）

・温度計法

表18には，回転機の同一部分に対して複数の温度測定法が与えてあるが，これは同一部分の温度を二つ以上の方法で測定することを意味するものではない。仕様書などに温度上昇限度を示すときは，必ずよるべき温度測定法を指定しなければならない。

備考　温度試験は各回転機に特有であるため，それぞれの機種の個別規格による。

8.5.1 抵　抗　法　　巻線抵抗の増加を測定して巻線の温度上昇を算出する方法である。

8.5.2 埋込温度計法　　回転機の完成後には，接近できない箇所に温度検出器（例えば，抵抗温度計素子，熱電対素子，サーミスタ素子など）をあらかじめ埋め込んでおいて，その箇所の温度を測定する方法である。

8.5.3 温度計法　　回転機が完成した後，外部から接近できる表面に温度計を取付けて温度を測定する方法である。温度計としては，棒状温度計，抵抗温度計，熱電対温度計などのいずれでもよい。

なお，棒状温度計を磁界の影響を受ける場所に使用する場合には，水銀温度計ではなくアルコール温度計を使用する。

8.6 巻線温度の決定

8.6.1 巻線の温度測定法の選択

通常は，回転機の巻線の温度測定には8.5.1の抵抗法を適用する。

定格出力5 000 kW（またはkVA）以上の交流機の固定子（電機子）巻線には埋込温度計法を適用する。

定格出力200 kW（またはkVA）超過，5 000 kW（またはkVA）未満の交流機に対しては，他に協定がない限り，製造者は，抵抗法または埋込温度計法のどちらかを選択する。

定格出力200 kW（またはkVA）以下の交流機に対しては，他に協定がない限り，製造者は抵抗法の直接測定法または直流重畳法を適用する（8.6.2参照）。

定格出力600 W（またはVA）以下の回転機に対しては，巻線が一様でない場合，または必要な接続をするのが困難な場合は，温度上昇値は温度計法によって決定してもよい。この場合，表18の項目1(d)，抵抗

法の値を温度計法の温度上昇限度として適用する。

温度計法は，次のような場合に適用できる。

(1) 抵抗法によって温度上昇を決定することが実際的でない場合，例えば，低抵抗の補極巻線および補償巻線または一般の低抵抗の巻線，特に全体の抵抗に比べ接合部の抵抗が無視できないような場合。

(2) 固定部または回転部の単層巻線。

(3) 量産機のルーチン試験の場合。

単層巻の交流機の固定子（電機子）巻線に対しては，この規格との適合性の検証には，埋込温度計法は適用せず，抵抗法を適用する。

> 備考　単層巻線の使用時の温度を調べるために，スロットの底に入れた埋込温度計は，主として鉄心の温度を示すため巻線の温度として正確とはいえない。また，巻線とくさび（楔）の間に入れた埋込温度計はギャップを通る冷却風の影響を受けるため巻線の温度として正確とはいえない。しかしながら，これらの場所での埋込温度計法による温度測定値と抵抗法による温度測定値との関係が温度上昇試験によって把握できていれば，運転管理上の目安として利用することができる。

単層巻のその他の巻線およびコイルエンドの場合，この規格との適合性の検証には，埋込温度計法は使用しない。

直流機および交流整流子機の電機子巻線の場合，および円筒形回転子の同期機界磁巻線を除く界磁巻線の場合，抵抗法と温度計法が使用できる。

固定子側に取付けられる直流機多層界磁巻線の場合は，抵抗法が望ましいが，埋込温度計法を用いてもよい。

8.6.2 抵抗法による温度上昇の決定

(1) 測　定　次のいずれかの方法を使用する。

(a) 直接測定法

適切な計器を使用して，試験の開始前と試験終了時に直接抵抗値を測定する方法。

(b) 直流電流／電圧測定法

直流巻線の場合：適切な計器を使用して巻線に流れる電流と印加電圧を測定する。

交流巻線の場合：交流電圧が印加されていない状態のときに直流電圧を印加する。

(c) 直流重畳法

交流負荷電流を遮断せずに，わずかな直流測定電流を交流負荷電流に重畳して流す方法。

(2) 温度上昇の算出　温度上昇 $(\theta_2 - \theta_a)$ を求めるために，次の式によって温度上昇終了時における巻線温度 θ_2 を算出する。

$$\frac{\theta_2 + k}{\theta_1 + k} = \frac{R_2}{R_1}$$

ここに，θ_1：初期抵抗 R_1 を測定したときの巻線（冷状態）温度（℃）

θ_2：温度上昇試験終了時における巻線温度（℃）

θ_a：温度上昇試験終了時の冷媒温度（℃）

R_1：温度 θ_1（冷状態）における巻線抵抗

R_2：温度上昇試験終了時の巻線抵抗

k：導線材料の 0 ℃における抵抗の温度係数の逆数

銅に対しては，$k = 235$

アルミニウムに対しては，特に取決めがない限り $k = 225$ を用いる。

したがって，温度上昇（$\theta_2 - \theta_a$）は，次の式により求められる。

$$\theta_2 - \theta_a = \left(\frac{R_2 - R_1}{R_1}\right)(k + \theta_1) + \theta_1 - \theta_a$$

(3) 電源開路後の回転機の停止時間に関する補正　停止後に抵抗法により温度上昇を測定する場合には，速やかに回転機を停止させなければならない。そのためには，綿密に計画した手順と適切な人員が必要である。

(a) 短い停止時間の場合

最初の抵抗の読みが，表16に示した時間内で得られる場合は，その読みを巻線温度の測定値とする。

表16　電源開路後の経過時間

定格出力 P_N（kW または kVA）	電源開路後の経過時間（s）
$P_N \leq 50$	30
$50 < P_N \leq 200$	90
$200 < P_N \leq 5\,000$	120
$5\,000 < P_N$	協定による

(b) 長い停止時間の場合

最初の抵抗測定が表16に示した時間内にできない場合は，できるだけ早く，表16に規定する経過時間の2倍以内に最初の抵抗を測定し，抵抗値が最大の値から明確な下降を始めるまで約1分間の間隔で測定する。これらの測定値を時間関数としてプロットし，表16に示した回転機定格出力に対応する経過時間まで外挿する。このとき，温度を対数目盛とした片対数表示がよい。

このようにして得た温度は，電源開路時の巻線温度とみなす。

停止後の継続温度測定において温度が上昇し，その後，低下していくような場合は，測定した最も高い温度を最高温度とする。

最初の測定までに，表16に示した経過時間の2倍を超える時間を要する場合は，この補正法は，製造者と注文者との協定がある場合だけ用いる。

(c) スロット内巻線が単層の場合

単層巻線の回転機の場合，回転機が表16に規定する経過時間内に停止すれば，直接測定法による抵抗法を使用できる。電源遮断後，回転機が停止するのに要する時間が90秒を超える場合は，あらかじめ協定していれば，直流重畳法を使用できる。

8.6.3 埋込温度計法による温度上昇の決定

埋込温度計素子の数は6個以上とし，これを巻線全体に適切に分布させる。

埋込温度計素子は，最高温度となると思われる箇所に一次冷媒に触れないよう，また安全性を配慮して設置する。

埋込温度計素子の読みの最大値を巻線の温度とする。

備考　埋込温度計およびその接続部が故障したり，誤った読みを示すことがあるので，一つまたは二つ以上の読みが異常であれば，調査後にその読みを除去する。

(1) スロット内巻線が2層以上の場合

スロット内巻線の上下層間の温度が最高と思われる箇所に，温度計素子を埋め込む。

(2) スロット内巻線が単層の場合

くさびと巻線の間の最高温度となりそうな位置に，温度計素子を埋め込む（**8.6.1** 参照）。

(3) コイルエンドの場合

コイルエンド内の二つの隣接巻線の間の最高温度となりそうな位置に，温度計素子を埋め込む。温度計素子の検出点は巻線表面と密着させ，かつ，冷媒の影響を受けないように保護する（**8.6.1** 参照）。

8.6.4 温度計法による測定

温度計は最高温度となると思われる箇所（鉄心に近いコイルエンドなど）に一次冷媒に触れないよう，巻線または回転機の他の部分と熱的にしっかり接触させ，また安全性を配慮して設置する。

いずれかの温度計の読みの最大値を巻線または回転機の他の部分の温度とみなすことができる。

8.7 温度上昇試験の試験時間

8.7.1 連続定格の回転機　　熱的平衡状態に達するまで試験を継続する。

8.7.2 短時間定格の回転機　　試験継続時間は，定格として定めた時間とする。

8.7.3 反復定格の回転機　　通常，製造者が選定した等価連続定格（**3.2.2**(6)を参照）にて熱的平衡状態に達するまで試験を実施する。

実際の使用に対する試験条件が協定されていれば指定の負荷サイクルを適用し，温度サイクルが同一とみなされるまで，すなわち，隣り合ったサイクル間の対応する点を結んだ直線の傾きが1時間当たり2K未満になるまで，定められた負荷サイクルを継続しなければならない。必要ならば，期間中，適切な間隔で測定を行う。

8.7.4 非反復定格および多段階一定負荷定格の回転機　　製造者が選定した等価連続定格（**3.2.2**(6)を参照）にて熱的平衡状態に達するまで試験を実施する。

8.8 使用 S9 の回転機の等価熱時定数の決定

温度変化過程を近似的に求めるために用いる回転機の等価熱時定数は，運転中と同じ通風のもとで **8.6.2**(3)と同じ方法でプロットされる冷却曲線から決定できる。時定数の値は，電源開路後に回転機の温度が全負荷温度の 1/2 まで低下するのに要する時間の 1.44 倍（すなわち，$1/\ln 2$ 倍）である。

8.9 軸受の温度測定方法

軸受の温度測定には，温度計法または埋込温度計法を用いる（解説 2 参照）。

軸受の温度測定点は，表 17 の測定点 A, B のうちの一つとする。ただし，これが困難な場合は，表 17 の測定点にできるだけ近い位置とする（解説 3 参照）。

表17　軸受の温度測定点

軸受の種類	測定点	測定点の位置
転がり軸受	A	軸受ハウジング内で，軸受の外輪からの距離[1]が 10 mm 以下の位置[2]
	B	軸受ハウジング外表面で，軸受の外輪にできるだけ近い距離
滑り軸受	A	軸受台金内の荷重部位[3]で油膜からの距離[1]が 10 mm 以下の位置[2]
	B	軸受台金内の他の位置
注[1] この距離は，埋込温度計または温度計の感温部の最も近い点から測る。		
[2] 内輪が固定されており，外輪が回転する形式の回転機の場合，測定点 A は，内輪からの距離 10 mm 以下の固定部にあり，また，測定点 B は，内輪にできるだけ近い固定部の外表面にある。		
[3] 軸受台金とは軸受を支える部分をいい，軸受ハウジングの中で固定されている。荷重部位とは，回転子質量および半径方向荷重の合成力を支える円周上の領域である。		

温度計と温度測定対象物との間の熱抵抗は，極力少なくする。例えば，空げき（隙）などは熱伝導の良いペーストでふさぐようにする。

> **備考** これらの測定点と軸受の最高温度との間に温度差があるように，測定点AとBの間にも軸受寸法によって温度差が存在する。圧入ブッシュをもつ滑り軸受や内径 150 mm までの転がり軸受では，測定点AとBとの間の温度差は無視してもよい。さらに大きな軸受の場合には，測定点Aの温度はBの温度よりおおよそ 15 K 程度高くなることがある。

8.10 温度および温度上昇の限度

温度および温度上昇限度は，4章に規定した設置場所の条件と連続定格（基準条件）における運転に対して定められている。規定外条件の設置場所や他の定格において運転する場合，後述する方法により限度を補正する。また，試験場所の条件が設置場所の条件と異なる場合は，別の方法によって温度上昇試験時の限度を補正する。

8.10.1 間接冷却巻線の温度上昇限度

基準条件の下で空気を一次冷媒とする回転機を定格出力で運転したとき，表15に規定した基準冷媒の温度からの温度上昇は，表18に示した限度を超えてはならない。

冷媒温度が基準外の場合，設置場所の標高が基準外の場合，定格が連続使用以外の場合，あるいは定格電圧が 12 000 V を超える場合は，表19に従って温度上昇限度を補正する（表19の3項で想定している最高周囲温度については，表20を参照）。

8.6.1 に従い温度計法を用いる場合，温度上昇限度は表18に従う。

巻線が空気によって間接冷却される場合，試験場所の条件が設置場所の条件と異なっていれば，表21で与えられる補正された限度を試験場所で適用する。表21に示した補正の結果，試験場所での許容温度が，製造者によって過大と考えられる場合は，注文者との協定によって試験手順と限度を定める。

8.10.2 永久短絡巻線，鉄心，構造構成物（軸受を除く）

絶縁物との接触の有無にかかわらず，これらの部分の温度上昇または温度は，その部分の絶縁物や近傍の材料に有害な影響を与えてはならない。

8.10.3 整流子，スリップリング，およびそのブラシ，ブラシホルダ

整流子，スリップリング，ブラシ，ブラシホルダの温度または温度上昇は，その部分の絶縁物や近傍の材料に有害な影響を与えてはならない。

整流子またはスリップリングの温度または温度上昇は，ブラシ材料と整流子またはスリップリング材料の組合せで全運転範囲における電流を扱えるような温度範囲に収まらなければならない。

表 18 空気間接冷却形回転機の温度上昇限度

単位 K

項目	回転機の部分	耐熱クラス 105 (A) 温度計法	105 (A) 抵抗法	105 (A) 埋込温度計法	120 (E) 温度計法	120 (E) 抵抗法	120 (E) 埋込温度計法	130 (B) 温度計法	130 (B) 抵抗法	130 (B) 埋込温度計法	155 (F) 温度計法	155 (F) 抵抗法	155 (F) 埋込温度計法	180 (H) 温度計法	180 (H) 抵抗法	180 (H) 埋込温度計法
1(a)	出力 5 000 kW (または kVA) 以上の回転機の交流巻線	–	60	65[(1)]	–	75	80	–	80	85[(1)]	–	105	110[(1)]	–	125	130[(1)]
1(b)	出力 200 kW (または kVA) 超過，5 000kW (または kVA) 未満の回転機の交流巻線	–	60	65[(1)]	–	75	80	–	80	90[(1)]	–	105	115[(1)]	–	125	135[(1)]
1(c)	出力 200 kW (または kVA) 以下で，項目 1(d) または 1(e)以外の回転機の交流巻線[(2)]	–	60	–	–	75	–	–	80	–	–	105	–	–	125	–
1(d)	出力 600 W (または VA) 未満の回転機の交流巻線[(2)]	–	65	–	–	75	–	–	85	–	–	110	–	–	130	–
1(e)	冷却扇なしの自冷形 (IC 40)・モールド絶縁巻線[(2)]	–	65	–	–	75	–	–	85	–	–	110	–	–	130	–
2	整流子をもつ電機子巻線	50	60	–	65	75	–	70	80	–	85	105	–	105	125	–
3	項目 4 以外の交流機・直流機の界磁巻線	50	60	–	65	75	–	70	80	–	85	105	–	105	125	–
4(a)	スロット内に埋め込んだ直流界磁巻線をもつ円筒形回転子の同期巻線で，誘導同期電動機以外のもの	–	–	–	–	–	–	–	90	–	–	110	–	–	135	–
4(b)	二層巻線以上の直流機の静止界磁巻線	50	60	–	65	75	–	70	80	–	85	105	110	105	125	135
4(c)	交流機・直流機の二層巻以上の低抵抗界磁巻線および直流機の補償巻線	60	60	–	75	75	–	80	80	–	100	100	–	125	125	–
4(d)	交流機・直流機の露出した裸導体 またはワニス処理した単層巻線[(3)]	65	65	–	80	80	–	90	90	–	110	110	–	135	135	–

注(1) 高電圧正規巻線の場合に補正が適用される項目 (表 19 の 4 を参照)。
(2) 耐熱クラスが 105 (A)，120 (E)，130 (B)，155 (F) であり，定格が 200 kW (または kVA) 以下である回転機の巻線に重ね合わせ等価負荷法を適用する場合は，抵抗法の温度上昇限度を 5 K だけ超えてもよい。
(3) 多層巻線であっても，下層巻線が，一次冷媒にそれぞれ接触している場合も含む。

表19 基準外運転条件および定格を考慮した間接冷却巻線の設置場所における温度上昇限度の補正

項目	運転条件または定格		表18における温度上昇（$\Delta\theta$）限度の補正
1(a)	周囲空気の温度の最高値または回転機入口部の冷媒温度の最高値（θ_C） 標高が1 000 m 未満	$0℃ \leq \theta_C \leq 40℃$ かつ耐熱クラス θ_{cls} と $(40℃ + \Delta\theta)^{(2)}$ の差が 5 K 以下かつ耐熱クラスが 130（B），155（F），180（H）	冷媒温度の最高値（θ_C）と40℃との差の分を加える。[1]
1(b)		$0℃ \leq \theta_C \leq 40℃$ かつ耐熱クラス θ_{cls} と $(40℃ + \Delta\theta)^{(2)}$ の差が 5 K 超過かつ耐熱クラスが 130（B），155（F），180（H）	冷媒温度の最高値（θ_C）と 40℃との差に，係数 $\left(1 - \dfrac{\theta_{cls} - (40℃ + \Delta\theta)}{80\ \text{K}}\right)$ をかけて加える。[1] θ_{cls} は耐熱クラスの許容最高温度，$\Delta\theta$ は表18に示す温度上昇限度である。
1(c)		$0℃ < \theta_C \leq 40℃$ かつ耐熱クラスが 105（A），120（E）	製造者と注文者の協定によって，最高を 30 K として冷媒温度の最高値（θ_C）と 40℃との差の分を加えることができる。
1(d)		$40℃ < \theta_C \leq 60℃$	冷媒温度が 40℃を超えた分だけ差し引く。
1(e)		$\theta_C < 0℃$ または $\theta_C > 60℃$	製造者と注文者との協定による。
2	水冷式熱交換器入口部の水の最高温度または表面冷却式水中回転機，水ジャケット冷却式回転機の水温（θ_W）	$5℃ \leq \theta_W \leq 25℃$	15 K を加え，さらに 25℃と最高水温 θ_W の差を加える。
		$\theta_W > 25℃$	15 K を加え，最高水温 θ_W と 25℃の差を差し引く。
3	標高（H）	$1\,000\ \text{m} < H \leq 4\,000\ \text{m}$ で最高周囲温度の指定のない場合	補正しない。標高による冷却効果の減少は，最高周囲温度が 40℃より低くなることによって補償されると考えられるため，合計温度は 40℃に表18の温度上昇を加えた値を超えないと考えられる[3]。
		$H > 4\,000\ \text{m}$	製造者と注文者の協定による。
4	固定子巻線の定格電圧（U_N）	$12\ \text{kV} < U_N \leq 24\ \text{kV}$	埋込温度計法によって測定する場合は，12 kV を超える 1 kV またはその端数ごとに 1 K だけ差し引く。
		$U_N > 24\ \text{kV}$	製造者と注文者の協定による。
5[4]	定格出力が 5 000 kW（または kVA）未満である短時間使用（S2）定格		10 K だけ加える。
6[4]	非反復使用（S9）定格		回転機の運転中，短時間だけ温度上昇限度を超えてもよい。
7[4]	多段階一定負荷／速度使用（S10）定格		回転機の運転中，過負荷期間だけ温度上昇限度を超えてもよい。

注[1] 耐熱クラスの許容最高温度を超えないように，温度測定法の特性を考慮して最高冷媒温度と冷媒温度の基準値 40℃との差を補正した値である（解説4参照）。
 [2] $(40℃ + \Delta\theta)$ は冷媒温度の基準値（40℃）と表18に示す温度上昇限度 $\Delta\theta$ の和であり，各耐熱クラスの許容最高温度を，温度測定法の特性を考慮して補正した値である。
 [3] 周囲温度の減少を，1 000 m を超える標高 100 m ごとに表18の 1(b)と 1(c)の温度上昇限度の 1%とし，1 000 m 以下の最高周囲温度を 40℃と仮定すると，設置場所の想定最高周囲温度は表20のようになる。
 [4] 空気冷却巻線だけに適用する。

表20 想定最高周囲温度

標高〔m〕	耐熱クラス				
	105（A）	120（E）	130（B）	155（F）	180（H）
	温度〔℃〕				
1 000	40	40	40	40	40
2 000	34	33	32	30	28
3 000	28	26	24	19	15
4 000	22	19	16	9	3

表21 空気間接冷却巻線に対する試験場所の条件を考慮した温度上昇限度 ($\Delta\theta_T$)

項目	試験条件		試験場所での補正された限度 $\Delta\theta_T$
1	試験場所 (θ_{CT}) と運転場所 (θ_C) の基準冷媒温度差	($\theta_C - \theta_{CT}$) の絶対値 ≤ 30 K	$\Delta\theta_T = \Delta\theta$
		($\theta_C - \theta_{CT}$) の絶対値 > 30 K	製造者と注文者の協定による。
2	試験場所 (H_T) と運転場所 (H) の標高差	1 000 m < H ≤ 4 000 m H_T < 1 000 m	$\Delta\theta_T = \Delta\theta\left(1 - \dfrac{H - 1000\,\text{m}}{10\,000\,\text{m}}\right)$
		H < 1 000 m 1 000 m < H_T ≤ 4 000 m	$\Delta\theta_T = \Delta\theta\left(1 + \dfrac{H_T - 1000\,\text{m}}{10\,000\,\text{m}}\right)$
		1 000 m < H ≤ 4 000 m 1 000 m < H_T ≤ 4 000 m	$\Delta\theta_T = \Delta\theta\left(1 + \dfrac{H_T - H}{10\,000\,\text{m}}\right)$
		H > 4 000 m または H_T > 4 000 m	製造者と注文者の協定による。
備考 1　補正前の温度上昇限度 $\Delta\theta$ は表18に示されており，必要があれば表19に従って補正する。 　　　 2　水冷式熱交換器の入口部の水温を基準にして温度上昇を測定する場合は，標高が空気と水の温度差に与える影響を厳密に考慮する。しかし，大部分の熱交換器の設計では，この影響は小さく，標高が上がると増加する差はほぼ 2 K / 1 000 m 程度である。補正の必要があれば，製造者と注文者の協定による。			

9. 損失および効率

9.1 損　失

有効入力と有効出力の差を回転機の損失という。損失はワット（W）で表す。百分率で表す場合には，基準とする出力を示さなければならない。

9.2 効　率

有効出力と有効入力の比を回転機の効率という。効率は百分率で表し，特に指定しない場合には，定格出力に対する値をとる。

　　備考　交流機では，効率を表す場合，出力または入力の力率を付記しなければならない。ただし，誘導電動機のように出力（または入力）と力率の間に一定の関係がある回転機では，力率を付記する必要はない。調相機のように有効出力が零である回転機では，効率によって性能の良否を表すことができない。これに代わるものは，定格出力における損失（有効入力）である。

9.3 総合効率

2個以上の回転機の組合せ，または回転機と静止器との組合せによって構成している装置全体の効率を総合効率といい，各構成機器単独の効率と区別する。

9.4 実測効率および規約効率

回転機に実際に負荷をかけて入力および出力を直接測定し，これから算出した効率を実測効率という。

規定された方法に従って回転機の損失を測定または算定し，これに基づいて，ある出力（または入力）に対する入力（または出力）を求め，これから算出した効率を規約効率という。

　　備考　誘導電動機の等価回路法による効率も規約効率である。

9.5 温度補正

規約効率において，基準巻線温度を使用して抵抗損を補正する場合は，表22の基準巻線温度を使用する。その他の温度補正については，個別規格による。

表22 巻線の耐熱クラスによる基準巻線温度

巻線の耐熱クラス	基準巻線温度
105（A），120（E）	75 ℃
130（B）	95 ℃
155（F）	115 ℃
180（H）	130 ℃

備考 基準巻線温度で定める巻線の耐熱クラスは，表18の温度上昇限度を適用する際の耐熱クラスであって，巻線の実際の耐熱クラスであるとは限らない。例えば，巻線に耐熱クラス155（F）が施してあっても，温度上昇限度に関しては耐熱クラス130（B）とみなす場合には，基準巻線温度に関しても，巻線の耐熱クラスは，130（B）とみなす。

9.6 損失の種類

回転機の効率の算定に用いられる損失を次のとおり分類する。ただし，損失の帰属について疑問がある場合は，あらかじめ製造者と注文者間で協定する。

(1) 固定損

  (a) 無負荷鉄損：鉄心の損失および鉄心以外の金属部における付加的な無負荷損失

  (b) 摩擦損：軸受およびブラシの摩擦損失

  備考1 水車と発電機など，他の機械と共有する軸受（共通軸受）における損失は，それぞれの軸受損失がわかるよう分けて記述する。
  　　 2 主機と一体をなす補機の摩擦損は含める。
  　　 3 別置きの潤滑システムの損失が必要な場合は分けて記述する。

  (c) 風損：主機における全風損

  備考1 主機に作り付けられたファン駆動力および主機と一体をなす補機の風損は含める。
  　　 2 主機と一体をなしていないが，その回転機専用の補機（外部ファン，水ポンプ，油ポンプなど）の損失は，製造者と注文者間で協定があった場合のみ含める。
  　　 3 別置きの通風システムの損失が必要な場合は分けて記述する。

(2) 直接負荷損

  (a) 巻線の抵抗損：同期機においては電機子（単相同期機においては始動巻線およびダンパー巻線を含む），誘導機においては一次および二次巻線，直流機においては電機子および電機子に電流を供給する巻線（補極，補償，直巻）の抵抗損

  (b) 直流機および誘導機のブラシの電気損

(3) 励磁回路損

  (a) 界磁巻線の抵抗損

  備考 直巻界磁の損失は，直接負荷損に含まれるため，ここには含めない。

  (b) 励磁調整抵抗器の抵抗損

  (c) 励磁機の損失：主機から機械的に駆動される励磁機の摩擦損および風損を除いたすべての損失

  備考1 励磁回路の調整抵抗器の損失は含める。
  　　 2 回転整流器の損失や，軸と励磁機間のギア，ロープ，ベルトまたは同様な駆動装置の損失は含める。
  　　 3 電池，整流器または電動発電機のような別置き励磁電源の損失およびその電源とブラシ間のリード線の損失は含めない。

(d) 同期機のブラシの電気損

(4) 漂遊負荷損

(a) 導体以外の金属部分と鉄心に，負荷により生じる損失

(b) 抵抗損を除いた導体内の損失

> 備考　主に，同期機においては電機子巻線導体に生じる渦電流損，誘導機においては電流による磁束脈動により一次または二次巻線導体に生じる渦電流損，直流機においては電流による磁束脈動および整流により電機子導体に生じる渦電流損である。

(c) 直流機の整流によりブラシに生じる損失

> 備考　漂遊負荷損には，9.6(1)(a)の付加的な無負荷損は含まれない。

10. その他の性能と試験

10.1 ルーチン試験

ルーチン試験は製造者の工場で行われ，試験が可能な状態に組み立てられた回転機に対して行うことができる。回転機は，組立が完了している必要はなく，試験に影響のない部品を欠いていてもよい。同期機の開路試験（表23の3(b)）を除き，回転機が機械に連結されている必要はない。

最少実施項目は表23に示され，定格出力が20 MW（MVA）以下の回転機に適用される。同期機には，永久磁石同期機を含む。このルーチン試験の実施については，製造者と注文者間の協定によって決定する。

直流機に対しては，設計と出力によって，負荷状態での整流試験をルーチン試験として行うことができる。

表23　ルーチン試験の最少実施項目

番号	試験	誘導機（誘導同期機を含む）	同期機		他励または分巻の直流機
			電動機	発電機	
1	巻線抵抗（冷状態）	実施	実施		実施
2	無負荷損と無負荷電流	実施	−		−
3(a)	力率1における無負荷損[1]	−	実施[3]		−
3(b)	開路試験による無負荷定格電圧における界磁電流[1]	−	実施[3]		−
4	定格回転速度，定格電機子電圧における界磁電流	−	−		実施
5	静止時の二次巻線回路誘導起電力（巻線形）[2]	実施	−		−
6(a)	回転方向	実施	実施	−	実施
6(b)	相順	−	−	実施	−
7	10.2節による耐電圧試験	実施	実施		実施

注[1] 永久磁石同期機を除く。
　[2] 安全のため，この試験は低い電圧で行ってもよい。
　[3] 試験3aと3bはいずれか一方のみを実施。

10.2 耐電圧試験

10.2.1 耐電圧試験

耐電圧試験は，供試巻線と回転機の外被または固定子枠（大地）との間で行う。

巻線に対する規定試験電圧の高圧試験は，できるだけ繰り返さないこととする。注文者の要求によって2

度の試験をしなければならない場合は，必要に応じて乾燥を行い，2回目の試験電圧は表24による試験電圧の80％の値で行うものとする。

10.2.2　耐電圧試験を行う場合の回転機の状態

耐電圧試験は，製造工場または据付場所において，新しい回転機で，全部品を組み立てたものに対して，正常運転状態と同じ条件下で行う。

ただし，製造工場以外の場所で初めて正常運転状態と同等な全部品を組み立てた状態となる回転機の耐電圧試験は，製造者と注文者間の協定により組み立てた場所で行うことができる。

温度試験を行う場合には，耐電圧試験は温度上昇試験後直ちに行う（解説5参照）。

試験の際，鉄心と試験しない巻線は，外被または固定子枠に接続しておく。

定格電圧が1 kVを超える多相機で，各相の両端が個々に得られる場合，試験電圧は各相と外被または固定子枠間に加える。この際，鉄心と他の相および試験しない巻線は，外被または固定子枠に接続しておく。

10.2.3　試験電圧の周波数および波形

試験電圧は，商用周波数（50 Hzまたは60 Hz）のできるだけ正弦波に近いものを用いる。ただし，定格電圧6 kV以上の回転機で，交流耐電圧試験装置が使用できない場合，製造者と注文者間の協定により交流試験電圧の実効値の1.7倍の直流電圧で試験を行うことができる。

> 備考　直流試験時の巻線端絶縁部での表面電位分布および経時過程は，交流試験時に起こる状況とは異なることが認識されている。

10.2.4　試験時間

試験は試験電圧の1/2以下の電圧から始め，連続的または規定電圧の5％以下のステップ状に規定電圧まで昇圧する。1/2電圧からの昇圧時間は10秒以上とする。規定電圧に達してから，1分間その値を保持する。

200 kW（kVA）以下かつ定格電圧が1 kV以下の多量生産機のルーチン試験においては，1分間の試験を表24の規定電圧の120％の電圧で1秒間の試験に代えてもよい。ただし，この場合，試験電圧に合わせておいてから印加するものとする。

10.2.5　試験電圧

定格電圧がE Vである回転機の試験電圧は，表24による。ただし，以下の場合に対する試験電圧は，該当する回転機の規格の規定による。

(1) 直流機の他励界磁巻線
(2) 同期機の界磁巻線
(3) 誘導電動機または誘導同期電動機の二次巻線
(4) 励磁機

10.2.6　巻き替えまたは修理を行った回転機の耐電圧試験

巻線を全部巻き替えた回転機は，新しい回転機に対する規定試験電圧で試験する。部分的な巻き替えまたは修理を行った回転機に対して，耐電圧試験を実施することを製造者と注文者間の協定により定める（解説6参照）。

表24 試験電圧

項	回転機または部位	試験電圧（実効値）
1	1 kW（kVA）未満で，定格電圧 E が 100 V 未満の回転機の巻線 ただし，4項に該当するものを除く。	500 V + 2E
2	10 000 kW（kVA）未満の回転機の巻線 ただし，1項，4項に該当するものを除く[2]。	1 000 V + 2E（最低 1 500 V）[1]
3	10 000 kW（kVA）以上の回転機の巻線 ただし，4項に該当するものを除く[2]。 　定格電圧[1] 　　$E \leq 24\,000$ V 　　$E > 24\,000$ V	1 000 V + 2E 製造者と注文者間の協定による。
4	回転機・付属装置を組合せたもの	前記1～3項の試験の繰り返しは極力避けること。各単体ごとに耐電圧試験を実施したものについて組合せ試験を行う場合，単体試験における最低の試験電圧の80％を組合せた状態における試験電圧とする[3]。
5	温度検出器などの巻線に接している計測器（温度計など）は，回転機フレームとの間に電圧をかけて試験する。回転機の耐圧試験中，巻線に接しているすべての機器は，フレームに接続する。	1 500 V

注(1) 1端子を共用する二相巻線に対しては，運転中任意の2端子間に生じる最大実効電圧を基準とする。
　(2) 絶縁強度を段階的に変えた回転機（段絶縁の回転機）の耐電圧試験は，製造者と注文者間の協定による。
　(3) 電気的に接続された1台または複数台の回転機の巻線に対しては，試験電圧は対地間に発生し得る最大電圧を基準とする。

10.3 回転機の過電流

回転機の過電流耐力は，機械の制御・保護装置との協調を目的として設定する。この耐力を実証する試験については，この規格では定めない。

巻線に対する熱的影響は，時間と電流の二乗との積によって異なる。定格電流を超える電流は，温度上昇の増加をもたらす。製造者と注文者間で協定により決定された場合を除いて，上記過電流を伴う運転は，機器の寿命期間で数回程度と想定している。

発電機・電動機両用で使用される交流機では，その過電流耐力は製造者と注文者の協定による。

10.3.1 交流発電機の過電流

定格出力 1 200 MVA 以下の交流発電機は，定格電流の 1.5 倍に等しい電流に最低 30 秒間耐えることができなければならない。

定格出力が 1 200 MVA を超過する交流発電機は，定格電流の 1.5 倍に等しい電流に，製造者と注文者間で協定された時間耐えることができなければならない。ただし，この時間は 15 秒以上とする。

10.3.2 交流電動機の過電流（整流子電動機と永久磁石電動機を除く）

定格出力 315 kW 以下，定格電圧 1 kV 以下の多相交流電動機は，定格電流の 1.5 倍に等しい電流に 2 分間耐えることができなければならない。

10.3.3 直流機および交流整流子機の過電流

直流機および交流整流子機は以下に示す条件の組合せのもとで定格の 1.5 倍に等しい電流に 60 秒間耐えることができなければならない。直流機についての詳細は，個別規格 JEC-2120 による。

(1) 回転速度

(a) 直流電動機：全界磁最高回転速度

(b) 直流発電機：定格回転速度

(c) 交流整流子電動機：全界磁最高回転速度

(2) 電機子電圧　上記で規定の回転速度に対応する電圧。

　　備考　整流能力の限界に注意しなければならない。

10.4　電動機の瞬時超過トルク

本節で規定する瞬時超過トルクは，定格電圧および定格周波数（交流機の場合）におけるものである。

10.4.1　多相誘導電動機（10.4.2の電動機を除く）と直流電動機

電動機は，その使用・構造にかかわらず，電圧・周波数（誘導電動機のとき）をその定格値に保った状態において，その定格トルクの60％の超過トルクが15秒間加わっても（トルクは漸増させる），停止または速度の急変を起こすことなく，これに耐えることができなければならない。

使用S9に対する電動機は，使用条件に応じて決定された瞬時超過トルクに耐えることができなければならない。

　　備考1　超過トルクを加えている間の電流によって生じる温度上昇は，8.8による等価熱時定数で，近似的に決定することができる。
　　　　2　超過トルクを加えている間，整流能力の限界にも注意する必要がある。

10.4.2　特殊用途の誘導電動機

(1) 高トルクを必要とする特殊用途（例えばホイスト用）の電動機は，製造者と注文者間の協定による。

(2) 始動電流が定格電流の4.5倍以下になるように特別に設計されたかご形誘導電動機においては，その超過トルクは10.4.1に規定した60％より小さくてもよいが，最低50％とする。

(3) 可変周波数で使用される電動機のように，特別な始動特性をもった誘導電動機の場合，その超過トルクの値は，製造者と注文者間の協定による。

10.4.3　多相同期電動機

特に協定がない限り，多相同期電動機は使用のいかんにかかわらず，励磁を定格負荷に対応する値に保った状態で，下記に示す超過トルクが15秒間加わっても，同期を外れることなく，これに耐えることができなければならない。自動励磁装置を用い，励磁装置が正常な状態で動作している場合も，超過トルクの限度は同じ値とする。

　　誘導同期電動機（巻線形）　　　　超過トルク　35％
　　同期電動機（円筒形）　　　　　　超過トルク　35％
　　同期電動機（突極形）　　　　　　超過トルク　50％

　　備考　単相電動機・交流整流子電動機およびその他の電動機の瞬時超過トルクは，製造者と注文者間の協定による。

10.5　過速度

回転機は表25に規定した速度に耐えることができるよう，設計しなければならない。

過速度試験は通常必要ないが，これが指定されている場合や，製造者と注文者間で協定された場合には実施する。

過速度試験後，いかなる異常な永久変形もなく，通常の運転を妨げるいかなる欠陥も検出されず，また，回転子巻線は規定された耐電圧試験に耐えることができなければならない。過速度試験を実施する場合，試験時間は

2分間とする。

備考　過速度試験後，積層回転子のリムや，くさびまたはボルトで支持されている積層磁極の径が，微小に永久的に増加することは当然であり，これをもってその回転機の正常な運転ができない異常な永久変形とはみなさない。

表25　過速度

項	回転機の種類	過速度
1	交流機	
1(a)	下記以外のすべての回転機	最大回転速度の120%[1]
1(b)	水車発電機および主機に直接（電気的または機械的に）接続された補機	他に規定がなければ，無拘束速度 ただし，最大定格回転速度の120%以上
1(c)	特定条件のもとで，負荷によって駆動される回転機	規定された無拘束速度 ただし，最大定格回転速度の120%以上
1(d)	直巻電動機およびユニバーサルモータ	定格電圧における無負荷回転速度の110%[2]
2	直流機	
2(a)	分巻および他励電動機	最大定格回転速度の120%，または無負荷回転速度の115%のいずれか大きい方
2(b)	速度変動率35%以下の複巻電動機	最大定格回転速度の120%，または無負荷回転速度の115%のいずれか大きい方 ただし，最大定格回転速度の150%を超えないこと
2(c)	速度変動率35%を超える複巻電動機および直巻電動機	最大安全運転速度の110%[3]
2(d)	永久磁石励磁電動機	2(a)項に同じ ただし，直巻巻線を有する電動機の場合，2(b)項または2(c)項による
2(e)	発電機	定格回転速度の120%[1]

注(1)　非常過速度保護装置により，その過速度が115%を超えることのない発電機の過速度は，最大定格回転速度の115%とする。
　(2)　負荷を取り外すことが困難な電動機については，無負荷回転速度とは，負荷をできるだけ軽くした状態と解釈する。
　(3)　この場合，製造者は銘板に最大安全運転速度を表示しなければならない。ただし，定格電圧における無負荷回転速度の110%が過速度として許容できる電動機については，安全運転速度の表示は必要ない。

11. その他の要求事項

11.1　回転方向の示し方

回転方向は回転機の駆動機端から回転機本体を見た方向で示すものとする。

駆動機端とは，電動機であれば被駆動機，発電機であれば駆動機と結合される軸端のことをいう。

回転機が二つの駆動機端を有する場合には，

(1) 回転方向は軸径の大きい方の駆動機端から見た方向とする。

(2) 回転機が二つの同一軸径の駆動機端を有し，外部にファンが設置されている場合にはその反対側の駆動機端から見た方向とする。

(3) 前記に該当しない場合またはいずれに該当するかが不明の場合は，製造者と注文者の協定によるものとする。

11.2 接地端子

回転機には，保護導体または接地導体を接続できるような端子または別の装置を設けなければならない。また，それらを図記号⏚，文字記号PEまたは説明書で明確にしなければならない（附属書1参照）。

ただし，以下の場合には回転機を接地してはならず，接地端子を設けてはならない。

(1) 保護絶縁が取付けられているもの。

(2) 保護絶縁をもつ機器の中に組み立てることを意図しているもの。

(3) 定格電圧が交流50Vまたは直流120V以下で，SELV回路での使用を目的とするもの。

備考　SELV（安全特別低電圧：Safety Extra-Low Voltage）とは，安全絶縁変圧器または別個の巻線を有する変換器のような手段により電源から絶縁された回路において，導体相互間またはすべての導体と大地との間で，交流50V（実効値）または直流120V（リプル無し）を超えない電圧。

定格電圧が交流50Vまたは直流120Vを超え，交流1 000V以下または直流1 500V以下の回転機の場合は，接地導体用の端子は電源導体用端子の近傍に設けなければならない。端子箱が付属する場合は，端子箱内に設けるものとする。定格出力が100kW（またはkVA）を超える回転機は，上記に加えて外被または固定子枠にも接地端子を設けるものとする。

定格電圧が交流1 000Vまたは直流1 500Vを超える回転機の場合は，外被または固定子枠に接地端子を設けなければならない。上記に加えて，電源ケーブルに導電性シースがある場合は，これを接続するために端子箱の内部に，接地端子を設けるものとする。

接地端子は，他の導体や端子に損傷を与えることなく，接地導体と良好に接続できるよう設計しなければならない。充電部でない，人に触れやすい金属部分は，それぞれ電気的に良好な状態に接続され，接地端子に接続されなければならない。回転機のすべての軸受および回転子巻線が絶縁されているときは，製造者と注文者の間で他の保護手段について同意がない限りは，軸は接地端子に電気的に接続しなければならない。ここで絶縁されている軸受とは，絶縁処置を施したものをいい，潤滑油などによる油膜は，絶縁とは見なさない。

接地端子を端子箱内に設ける場合，接地導体は通電導体と同じ金属を使用するものとする。接地端子を外被または固定子枠に設ける場合，製造者と注文者間の協定によって，接地導体は他の金属（例えば鉄）を使用してもよい。この場合，端子の設計に当たっては，導体の導電性に十分な考慮が必要である。

接地端子は，接地導体の断面積に適合するように設計しなければならない。

接地端子はJIS C 0445によって識別する。

11.3 軸端キー

回転機の軸端に一つまたは複数のキー溝が設けてある場合，各々に通常の形状および長さの完全なキーを附属しなければならない。

12. 裕　　　　度

12.1　回転機の保証値に関する裕度

特に指定のない限り，回転機の保証値に関する裕度は，表26による。

表26　裕　度　表

項	項　　目	裕　　度
1	効率 η 　　150 kW（kVA）以下の回転機 　　150 kW（kVA）を超える回転機	$-0.15\times(100-\eta)\%$ $-0.10\times(100-\eta)\%$
2	全損失（150kW（kVA）を超える回転機に適用する）	$+0.1\times$（保証値）
3	慣性モーメント	$\pm 0.1\times$（保証値）

表26に示した全項目またはいくつかの項目を必ずしも保証項目とする必要はない。

12.2　裕度の適用

注文者が，製造者に対して裕度適用なしとする保証値を要求する場合は，その旨を明示しなければならない。

なお，各回転機に特有な特性に対する裕度は，それぞれの機種の個別規格で定める。

13.　電磁両立性（EMC）

13.1　一　　般

以下の要求事項は，定格電圧が交流1 000 Vまたは直流1 500 V以下の回転機で，産業用機器に適用する。回転機の内部に取付けられ，その動作に不可欠な電子部品（例えば，回転整流器）は，回転機の一部とみなす。回転機に接続する電子制御装置，監視装置などからなる駆動システムに適用される要求事項は，駆動システムを回転機に内蔵するか別置するかに依らず，適用外とする。この章の要求事項は，最終的な使用者（エンドユーザ）に直接供給される回転機に対して，注文者から特に要求がある場合，注文者と製造者の協定により適用する。

　　備考　装置の一部に組み込まれる回転機で，外被や組立がエミッションに影響する場合は，最終製品に関する電磁両立性の規格に従う。

始動時のような過渡状態は，対象外である。

13.2　イミュニティ

13.2.1　電子回路を組み込まない回転機

電子回路を組み込まない回転機は，通常の運転状態では電磁的なエミッションに敏感ではない。したがって，イミュニティ試験を必要としない。

13.2.2　電子回路を組み込む回転機

回転機に組み込まれる電子回路は，一般に，ダイオード，抵抗，バリスタ，コンデンサ，サージサプレッ

サ，インダクタのような受動素子を用いる。この場合，イミュニティの試験は必要としない。

参考：イミュニティとは，電磁妨害が存在する環境で，機器，装置またはシステムが性能低下せずに動作することができる能力，と **JIS C 60050-161**-1997「EMC に関する IEV 用語」で定義されている。

13.3 電磁エミッション

注文者から特に要求がある場合，放射性あるいは伝導性の電磁エミッションの測定法および限度値は，注文者と製造者の協定による（解説 7 参照）。

備考 1 かご形誘導電動機からのエミッションは常時問題となる値でないため，試験は不要である。
　　　2 直流機は交流電源に直接接続されないので，直流機から伝導性のエミッションは出ない。
　　　3 接地用ブラシからのエミッションは常時問題となる値でないため，試験は不要である。

14. 表 示 事 項

14.1 定格銘板

回転機には，読みやすく，耐久性があり，下記事項を記載した定格銘板を取付けなければならない。

下記事項は，必ずしも同一銘板上になくてもよい。銘板はできるだけ回転機の見やすい箇所に取付けなければならない。

なお，銘板記載事項は，機種により若干の違いがあるので，各機種の個別規格を参照のこと。

3 kW 以下の特定用途またはビルトインの回転機，もしくは 750 W 以下の回転機においては，下記項目中最低限(2)，(3)，(10)，(13)を銘板に記載し，これ以外を省略することができる。

なお，通常のメンテナンスの範囲を超えて回転機が修理または更新された場合には，修理または更新を施した製造者と実施年および変更内容を記載した修理銘板を追加しなければならない。

(1)　回転機の名称　　回転機の種別を表示する。
(2)　製造者名またはこれを表す登録商標
(3)　製造番号　　製造番号と同じ意味をもつ記号でもよい。
(4)　製造年　　製造年と同じ意味をもつ記号でもよい。
(5)　形　式　　製造者が定めた形式名
(6)　適用規格　　準拠した標準規格の番号と発行年を表示する。
(7)　保護方式の記号
(8)　冷却方式の記号
(9)　定格出力[1]
(10)　定格電圧[1]
(11)　定格電流[1]　　電機子電流（誘導機の場合は一次巻線電流）
(12)　定格回転速度[1]　　単位として r/min を用いてもよい。
(13)　定格周波数[1]および相数　　交流機に限る。
(14)　定格の種類[2]　　連続定格（S1）の場合は，省略してもよい。

⑮ 絶縁の耐熱クラスまたは温度上昇限度[3]

⑯ 最高冷媒温度　　最高周囲温度が40℃の場合または最高水温が25℃の場合は，省略してもよい。

⑰ 最低冷媒温度　　4章 運転条件での規定に適合する場合は，省略してもよい。

⑱ 標　高　　1 000 m 以下の場合は省略してもよい。1 000 m を超える場合は，その標高を表示する。

⑲ 定格力率　　力率調整の可能な交流機に限る。

⑳ 界磁電圧および界磁電流　　他励方式の同期機または直流機に限る。

㉑ 過速度　　10.5 過速度での規定から外れる場合に表示する。

㉒ 概略質量　　質量が30 kgを超え，指定された場合のみ表示する。30 kg 以下の場合は省略することができる。

㉓ 回転方向の表示　　回転方向の決まっている場合は，回転方向を回転機の見やすい箇所に矢印で表示しなければならない。

注[1] 2種類以上の定格値のある場合には，定格値の対応を明示すること。定格値に範囲がある場合には，範囲を示すとともに，対応を適切に明示すること。

注[2] 定格の表示は次による。
　　　連続定格：連続，S1 または cont
　　　短時間定格：時間を表示する。
　　　　例：S2　30分
　　　等価連続定格：等価連続または equ.
　　　反復定格：使用の種類（S3 〜 S8）を表示する。
　　　　例：S3 および S6 の場合　　S3　25%
　　　　　　S4 および S5 の場合　　S4　25%　　$J_M = 0.15$ kg·m²　　$J_{ext} = 0.7$ kg·m²
　　　　　　S7 の場合　　　　　　　S7　　　　　$J_M = 0.4$ kg·m²　　　$J_{ext} = 7.5$ kg·m²
　　　　　　S8 の場合　　　　　　　S8　　　　　$J_M = 0.5$ kg·m²　　　$J_{ext} = 6$ kg·m²
　　　　　　　　　　　　　　　　　　　　　　　　16 kW　　740 min⁻¹　　30%
　　　　　　　　　　　　　　　　　　　　　　　　40 kW　　1 460 min⁻¹　30%
　　　　　　　　　　　　　　　　　　　　　　　　25 kW　　980 min⁻¹　　40%
　　　非反復定格：S9
　　　多階段一定負荷定格：S10

注[3] もし，必要なら温度測定方法を表示する。また，水冷熱交換器をもつ回転機に対しては，温度上昇に対する基準が，一次冷媒か二次冷媒であるかに従い，P または S の記号をつける。P は一次（primary），S は二次（secondary）の略である。

14.2　端子記号

各端子上または端子に極めて接近した箇所に，適切な方法で端子記号を表示しなければならない（附属書1参照）。

端子記号の詳細については，それぞれの機種の個別規格を参照のこと。

14.3　接続銘板

回転機が数個の巻線を有する場合，もしくは他の機器または装置と組み合せて使用するような場合，端子記号のみでは接続が明らかでないときは，接続銘板をつけて接続方法を明らかにしなければならない。3 kW 以下の特定用途またはビルトインの回転機では，接続の説明を別の形で追加してもよい。

附　属　書

附属書1.　端子記号表示法

1. 適用範囲

   交流機，直流機に対して端子記号を定める。ただし，タービン用同期発電機には適用しない。

2. 記　号

   (1) 一　般

   ○── 　　　注文者が利用可能な端子

   ──● 　　　内部接続点

   (…) 　　　補助的につける内部端子の端子記号

   (2) 直流機と単相整流子機

A	電機子巻線
B	補極巻線
C	補償巻線
D	直巻巻線
E	分巻巻線
F	他励巻線
H	直軸補助巻線
J	横軸補助巻線

   (3) 交流機（整流子なし）

F	直流励磁巻線
K, L, M	二次巻線
N	一次巻線の中性点
Q	二次巻線の中性点
U, V, W	一次巻線
Z	補助巻線

   （注）一次，二次巻線の記号の割り当ては，固定子・回転子のどちらに巻線があるかとは無関係である。

3. 端子記号のつけ方

   (1) 一　般

   (a) 注文者のために引き出されたすべての端子（巻線，補助機器）は，端子記号によって区別しなければならない。

   (b) 3個以上の端子をもつ三相交流機，2個以上の端子をもつその他のすべての回転機は，この規格に従っ

て接続方法を表示しなければならない。

(c) 端子記号は，英字大文字と数字の組み合せで，空白をおかずに並べる（例 U1）。

各巻線，巻線の相，補助回路には，附属書1.の2.記号に従って英文字を割り当てる。

数字の0,1との混乱を避けるため，英文字 I, O は用いない。

(d) 多重に引き出された端子は，電気的に同じ機能のとき，同じ記号をつける（附図8）。

(e) 電流を分割するための並列端子には，ハイフンで区切った子番号をつける（附図9 例 U1-1）。

(f) 混乱のおそれがない場合，数字の添字，先頭数字は省略することができる（附図2）。

(g) 保護接地導体（Protective earth）にはPEの文字記号を用いるか，図記号⏚をつけるか，または説明書で明確にしなければならない。

(2) 数字添字（Suffixes）

(a) 巻線要素

各巻線要素（winding element）の両端は，数字添字で区別する（附図4）。

添字 1, 2 　　第1巻線要素（附図1）

添字 3, 4 　　第2巻線要素

添字 5, 6 　　第3巻線要素

各巻線要素の両端の端子記号は，電源に近い方の端子に小さい番号を用いる。

(b) 内部接続

いくつかの巻線要素を内部接続して一つの端子に引き出すとき，接続した巻線要素の数字添字のうち，小さい方の数字を端子記号に用いる（附図7）。

(c) タップ

巻線のタップは，巻線の中で接続された順に従って，数字をつける（附図5）。

11, 12, 13 は第1巻線要素

31, 32, 33 は第2巻線要素

51, 52, 53 は第3巻線要素

タップの番号は，巻線の始点に近い方から順につける。

(3) 先頭数字（prefix）

類似した機能をもっているが電気的に独立している巻線には，同一の記号をつけ，先頭数字で区別する。

例 1U, 1V, 1W　2U, 2V, 2W（附図6）

(4) 各機種ごとの巻線の表示

(a) 三相機

一次巻線（主巻線）の各相　　U, V, W　　中性点 N　（附図3）

二次巻線の各相　　　　　　　K, L, M　　中性点 Q　（附図10）

(b) 二相機

三相機の記号を準用する。ただし，W, M を使わない。

(c) 単相機

主巻線に U，補助巻線に Z（附図11）

主巻線と補助巻線が内部接続されているときは，主巻線の記号を用いる。

(5) 同期機

電機子巻線は三相機の表記に準じる。界磁巻線はF1, F2とする。

(6) 直流機

巻線要素に用いる英文字は附属書1.の2.記号を使用する（附図12～附図20）。

(7) 端子記号と回転方向の関係

(a) 多相交流機

回転方向が一方向に規定されている場合は，電源の時間的な相順が端子記号のアルファベット順（例えばU1, V1, W1）と一致するように接続されたときに，回転方向が指定方向となる。回転方向に制約がない場合は，上記と同様に接続されたときに，回転方向が11.1に記載された方向から見て反時計方向となる。

(b) 単相機

主巻線のU1と補助巻線のZ1を接続し，主巻線のU2と補助巻線のZ2を接続すると時計方向に回転する。逆転するためには，Z1とU2，Z2とU1を接続する。

(c) 直流機

電源の正負をそれぞれ電機子巻線A1, A2に接続すると，時計方向に回転する。

界磁巻線が独立している場合，A1, F1を正電源，A2, F2を負電源に接続すると時計方向に回転する。

(d) 直流機における磁界と電流の極性

(i) 複数の界磁巻線がある場合，数字添字の小さい端子から大きい端子へ界磁電流を流すと，同じ極性の磁界が発生する。

(ii) 補極巻線および補償巻線と電機子巻線は，ともに数字添字の小さい端子から大きい端子へ電流を流すとき，正しい補償磁界の極性となる。

(8) 端子記号の図

(a) 三相非同期機

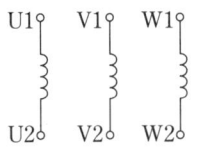

附図1 単一の三相巻線，三要素，開結線（Open Connection），6端子

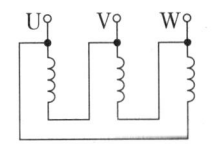

附図2 単一の三相巻線，Δ結線，3端子

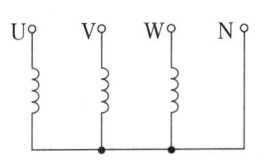

附図3 単一の三相巻線，中性点付内部接続Y結線，4端子

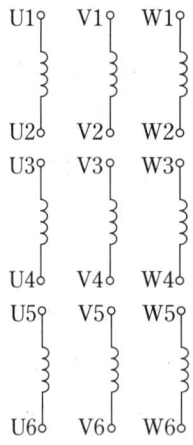

附図4 単一の三相巻線，各相3要素，開結線，18端子

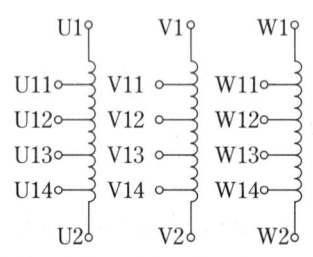

附図5 単一の三相巻線，各相2要素，各要素4タップ，開結線，36端子

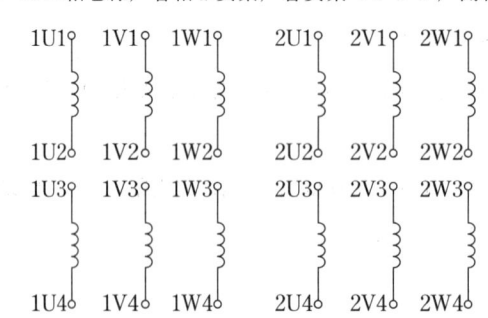

附図6 機能が異なり分離している二つの三相巻線，各相2要素，開結線，24端子

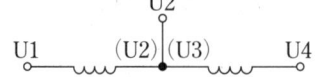

附図7 二つの巻線要素を内部で接続した3端子巻線

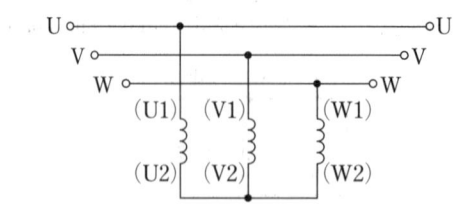

附図8 単一の三相巻線，Y結線，二者択一接続(Alternative Connection)のための二重(Duplicate)端子，6端子

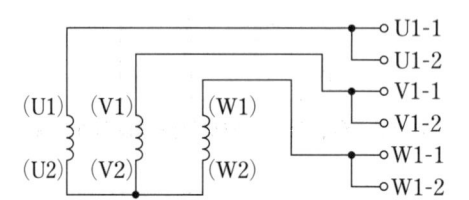

附図9 単一の三相巻線，Y結線，電流分割のための並列端子，6端子

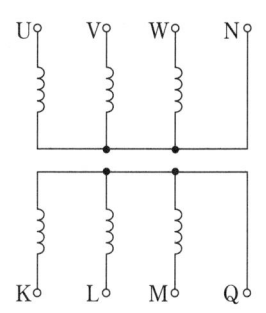

附図 10　三相巻線の回転子，中性点付 Y 結線，8 端子

(b) 単相非同期機

附図 11　主巻線と補助巻線，2 要素

(c) 直流機

附図 12　電機子巻線，1 要素

附図 13　補極巻線，1 要素または 2 要素

附図 14　補償巻線，1 要素または 2 要素

附図 15　直巻巻線，1 要素，2 タップ

附図 16　分巻巻線，1 要素

附図 17　他励巻線，1 要素または 2 要素

附図 18　直軸補助巻線，1 要素

附図 19　横軸補助巻線，1 要素

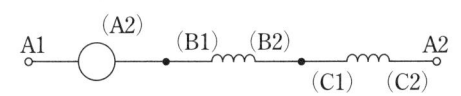

附図 20　補極巻線，補償巻線と直列接続された電機子巻線

解　　　説

解説1. 使用S10の適用と相対的熱寿命予測値 *TL* 導出に関する指針（3章）

1.1 回転機の負荷は，常に等価的に使用 S1 で表すことができる。しかし，負荷サイクルは使用 S1 に基づく定格負荷以外の複数の負荷で構成されることもある。一周期内を，4 段階の一定負荷および速度で構成されるものとして図 10 に示す。

1.2 一周期を構成するいくつかの負荷の値とそれぞれの負荷での運転時間に応じ，絶縁システムの熱劣化による回転機寿命の予測値は次式で計算できる。

$$\frac{1}{TL} = \sum_{i=1}^{N} \Delta t_i \times 2^{\frac{\Delta \Theta_i}{K}}$$

ここに，*TL*：使用 S1 に基づく基準負荷を定格出力として運転した場合の熱寿命予測値に対する相対値

　　　　$\Delta \Theta_i$：一周期を構成する各負荷レベルで運転されるときの巻線の温度上昇値と，基準負荷（定格出力）で運転したときの巻線の温度上昇値との差

　　　　Δt_i：一周期の全運転時間を 1 としたときの，このサイクルを構成するそれぞれの負荷の運転時間の p.u. 値

　　　　K：絶縁の熱寿命を半減させる温度上昇の増加値（単位は K）

　　　　N：一周期を構成する負荷の数

1.3 *TL* 値は，定格の種類の明確な識別に不可欠な値である。

1.4 *TL* の値は，図 10 に基づく負荷サイクルに関する情報に加え，絶縁システムの前記 *K* 値が既知である場合に求めることができる。

1.5 *TL* は相対値である。この値は，使用 S1 に基づく定格負荷での運転の場合と比較した，回転機熱寿命の実際の変化を評価する近似値として用いることができる。これは，1 周期内の各負荷を考慮しておけば，回転機の寿命に及ぼす他の影響（振動によるストレス，環境条件など）は使用 S1 に基づく定格負荷の場合とほぼ同じであると想定できるからである。

1.6 回転機の製造者には，*TL* 値を決定するための各種パラメータを正確に把握する責任がある。

解説 2. 軸受の温度限度（8.9 節）

自由対流式軸受の温度限度については，以下の判定指針が，従来より広く用いられている。
1. 滑り軸受に温度計素子を埋め込んで測定する（測定点 B）とき：85℃。なお，ANSI-541-2003 では，測定点 A 相当で 93℃ としている。
2. 転がり軸受の表面で測定するとき：80℃，転がり軸受に耐熱性の良好なグリースを使用し，表面で測定するとき：95℃。

なお，回転機の軸受の潤滑剤として一般に広く使用されている金属せっけんグリース（現在では，リチウム系せっけんグリースが主である）で，JIS K 2220 転がり軸受用グリース 3 種 3 号相当は，－30 ～ 130℃ で連続使用できる。

解説 3. 軸受温度の測定例（8.9 節　表 17）

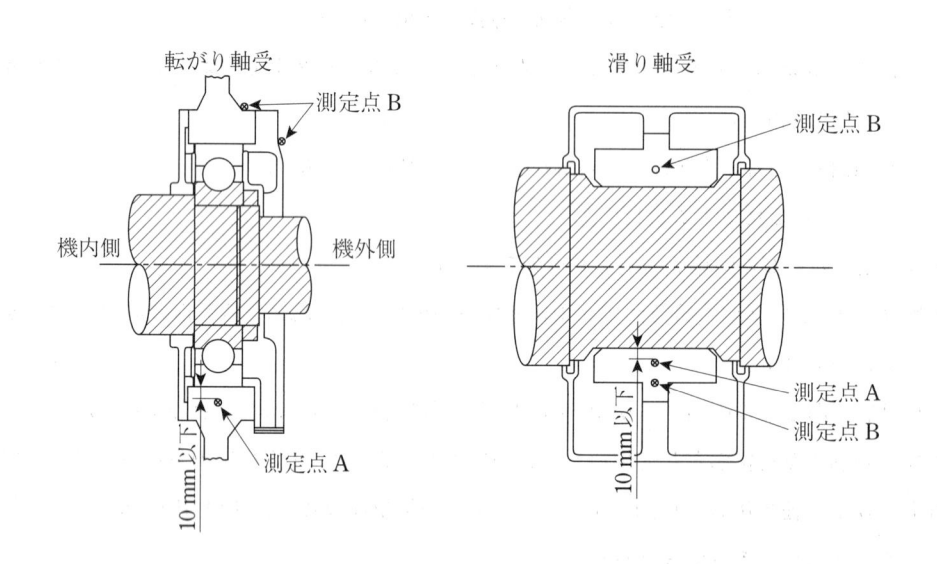

解説 4. 基準外冷媒温度に対する温度上昇限度の補正係数の説明（8.10 節）

8.10 節表 19 の 1(b)項の補正係数を説明する。
回転機入口における最高冷媒温度 θ_C，絶縁物内の温度分布，抵抗法などで測定される測定温度 θ_D，温度上昇限度 $\Delta\theta$ の関係を解説図 1 に示す。絶縁物内の最高温度 θ_m は，耐熱クラスで決まる許容最高温度 θ_{cls} を超えてはならない。

$$\theta_m \leq \theta_{cls}$$

絶縁物の耐熱クラス θ_{cls} と最高測定温度 $(40℃ + \Delta\theta)$ の差 $\theta_{cls} - (40℃ + \Delta\theta)$ は，絶縁物内の温度分布の幅と温度測定法の特性を考慮して，$\theta_m \leq \theta_{cls}$ を保証するための温度差である。

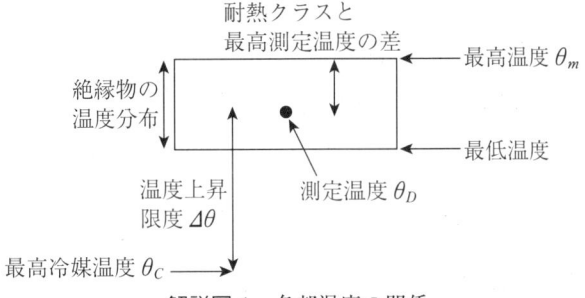

解説図1　各部温度の関係

最高冷媒温度が 40℃（基準）の場合と θ_C（< 40℃）の場合の各温度の関係を解説図2に示す。絶縁部内の最高温度 θ_m と測定温度 θ_D の温度差，測定温度 θ_D と最高冷媒温度 θ_C の温度差が，最高冷媒温度 θ_C と耐熱クラス θ_{cls} の温度差に比例すると仮定すると，補正された温度上昇限度は，$\Delta\theta + \delta\theta = \dfrac{\theta_{cls} - \theta_C}{\theta_{cls} - 40℃}\Delta\theta$ となる。補正幅 $\delta\theta$ は，

$$\delta\theta = (40℃ - \theta_C)\frac{\Delta\theta}{\theta_{cls} - 40℃} = (40℃ - \theta_C)\left(1 - \frac{\theta_{cls} - (40℃ + \Delta\theta)}{\theta_{cls} - 40℃}\right)$$

$$\geq (40℃ - \theta_C)\left(1 - \frac{\theta_{cls} - (40℃ + \Delta\theta)}{80\,\text{K}}\right)$$

耐熱クラス 130（B），155（F），180（H）に関して $\theta_{cls} - 40℃ > 80\,\text{K}$ であり，分母を置き換えても不等号が成立し，**8.10節表19** の1(b)項の補正係数となる。

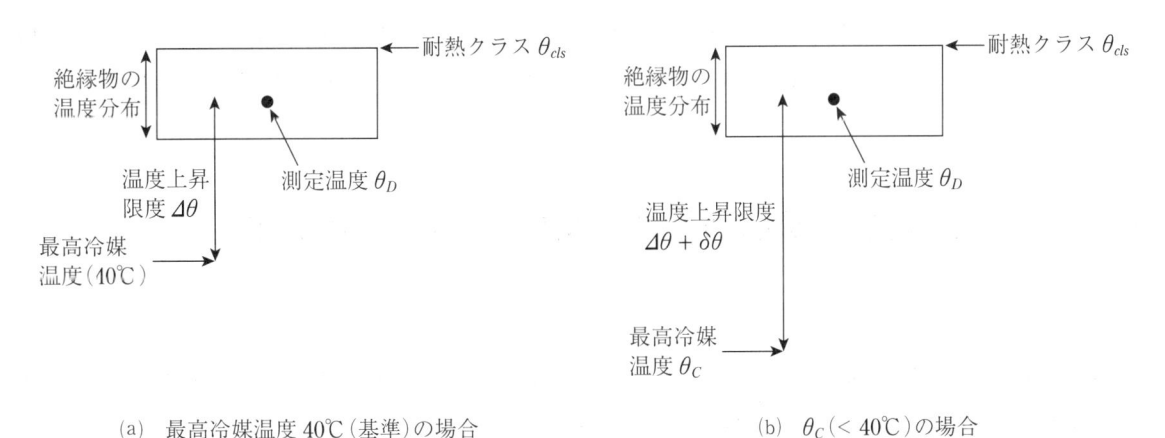

(a) 最高冷媒温度 40℃（基準）の場合　　　　(b) θ_C（< 40℃）の場合

解説図2　最高冷媒温度が変化したときの各部の温度

解説5．耐電圧試験を行う際の回転機の状態（10.2節）

耐電圧試験を行うに当たって，その直前に絶縁抵抗を測定することは一般の習慣である。本文 **10.2** において耐電圧試験は，温度試験終了後，直ちに行うことに定められているが，その前に巻線の絶縁抵抗を測定して，そ

の値が適当であることを確かめる必要がある。

絶縁抵抗は，回転機の温度や湿度によって広く変動するものであるから，いくら以上であればよいかを確定することは難しい。

しかし，従来使われていた式

$$\frac{定格電圧（V）}{定格出力（kW または kVA）+1\,000}\,(MΩ)$$

は参考資料の一つである。また，回転速度を考慮に入れた下式は，出力，電圧および回転速度の広い範囲にわたって適用できるものの一つとして，ここにあげておく。

$$\frac{定格電圧（V）+\frac{1}{3}\times 定格回転速度（min^{-1}）}{定格出力（kW または kVA）+2\,000}+0.5\,(MΩ)$$

解説6. 部分的な巻き替えを行った回転機に対する耐電圧試験（10.2節）

部分的な巻き替えまたは修理を行った回転機に対して，耐電圧試験を実施することを製造者と注文者間で合意した場合は，次の基準で実施することが望ましい。

(1) 部分的な巻き替えを行った回転機に対しては，新しい回転機に対する試験電圧（表24）の75％の電圧で試験する。ただし，巻線の巻き替えをしない部分については，十分な清掃と乾燥を行うこと。

(2) オーバーホールを行った回転機は，清掃・乾燥後，定格電圧の1.5倍の電圧で試験する。ただし，定格電圧が100 V以上のときの試験電圧は最低1 000 V，定格電圧が100 V未満のときは最低500 Vとする。

解説7. 電磁両立性（EMC）の限度（13.3節）

下表は，CISPRにおいて作成された電磁エミッションに関する測定法と限度値を示したものであり，注文者から特に要求があった場合には，下表を参考値として使用する。

解説表1　ブラシのない回転機からの電磁エミッションの限度値

	周波数範囲	限度値
放射性のエミッション	30 MHz ～ 230 MHz	30 dB（μV/m）準尖頭値 距離 10 m の点で測定[1]
	230 MHz ～ 1 000 MHz	37 dB（μV/m）準尖頭値 距離 10 m の点で測定[1]
交流電源の端子における伝導性のエミッション	0.15 MHz ～ 0.50 MHz 限度値は，周波数の対数に対して直線的に減少する。	66 dB（μV）～ 56 dB（μV）準尖頭値 56 dB（μV）～ 46 dB（μV）平均値
	0.50 MHz ～ 5 MHz	56 dB（μV）準尖頭値 46 dB（μV）平均値
	5 MHz ～ 30 MHz	60 dB（μV）準尖頭値 50 dB（μV）平均値

注[1]　距離 3 m の点で測定してもよい。この場合，限度値を 10 dB 増加する。
注[2]　本表は，CISPR 11, Class B, Group 1 による。

解説表2　ブラシ付の回転機からの電磁エミッションの限度値

	周波数範囲	限度値
放射性のエミッション	30 MHz ～ 230 MHz	30 dB（μV/m）準尖頭値 距離 30 m の点で測定[1]
	230 MHz ～ 1 000 MHz	37 dB（μV/m）準尖頭値 距離 30 m の点で測定[1]
交流電源の端子における伝導性のエミッション	0.15 MHz ～ 0.50 MHz	79 dB（μV）準尖頭値 66 dB（μV）平均値
	0.50 MHz ～ 30 MHz	73 dB（μV）準尖頭値 60 dB（μV）平均値

注[1]　距離 10 m の点で測定してもよい。この場合，限度値を 10 dB 増加する。または，距離 3 m の点で測定してもよい。この場合，限度値を 20 dB 増加する。
注[2]　本表は，CISPR 11, Class A, Group 1 による。

CISPR 11-2004：工業・科学・医療用無線周波機器の電磁妨害特性の測定方法と限度値

測定法は，CISPR 16-2007：「無線妨害並びにイミュニティ測定装置及び測定方法の仕様書」にまとめられている。

CISPR：国際無線障害特別委員会

解説 8. 安全規定に関する状況

　この規格の参照規格である IEC 60034-1-2004 では，安全については，第 14 章「Safety（安全）」で IEC 60204-1 または IEC 60204-11 に準拠することが規定されている。今回の改訂に当たってそれぞれの規格について調査した結果，次のような課題が明らかになった。
(1)　引用規格として 84 件に及ぶ IEC・ISO 規格が掲載されており，これら規格の相互の関係や回転機に対する要求事項などを明確に把握する必要がある。

(2) 一般要求事項に安全に対する危険源として「感電，電気火災，電気的妨害，（電気的または機械的）蓄積エネルギー，騒音など」を挙げているが，これらに対する安全方策の具体的な内容や実施レベルを明確にする必要がある。

(3) 過電流などに対する保護機器の設置や外被構造の保護レベル，さらに検査・保守に対する保護や附属品の用意などを規定しているが，これらに対する具体的な内容や実施レベルを，わが国における実状調査も含め，明確にする必要がある。

(4) 技術文書として据付け・運転・保守に必要な情報を，協定された言語を用いて図面・接続図・チャート・表・説明書および運転・保守マニュアルの形で用意すべきとしているが，詳細な作成基準などを定めて運用する必要がある。

以上のように，安全に関する基準をより明確にすべき状況にあるため，今後さらに詳細な検討を加え，具体的な安全方策の実施基準や判定基準などを明確にして規格化する必要がある。

© 電気学会電気規格調査会 2008

電気規格調査会標準規格

JEC-2100-2008
回転電気機械一般

2008年11月10日　　第1版第1刷発行

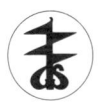

編　者　電気学会電気規格調査会

発行者　田　中　久米四郎

発　行　所

株式会社　電気書院

振替口座　00190-5-18837
東京都千代田区神田神保町1-3 ミヤタビル2階
〒101-0051　電話(03)5259-9160(代表)

落丁・乱丁の場合はお取り替え申し上げます．

〈Printed in Japan〉

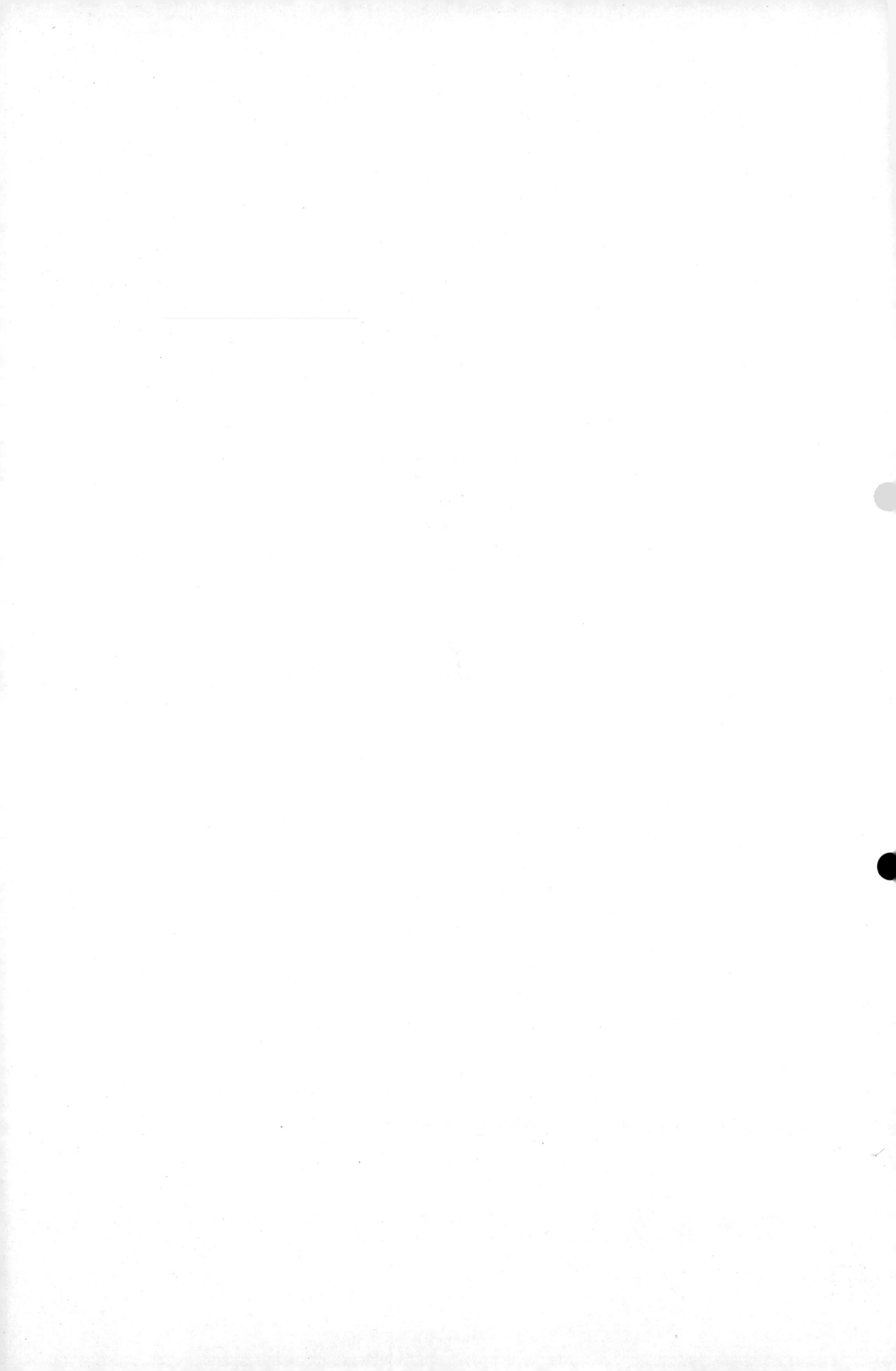